Jutta Rost
Einführung in die Regulationsthermographie

Für meinen Mann

Einführung in die Regulations-thermographie

Praktische Anleitung und
therapeutische Konsequenzen

Jutta Rost

18 Abbildungen, 4 Tabellen

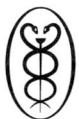 Hippokrates Verlag Stuttgart

CIP-Kurztitelaufnahme der Deutschen Bibliothek

Rost, Jutta:
Einführung in die Regulationsthermographie:
prakt. Anleitung u. therapeut. Konsequenzen /
Jutta Rost. – Stuttgart: Hippokrates Verlag, 1987
    ISBN 3-7773-0836-6

Anschrift der Autorin:

Dr. med. Jutta Rost
Aribostraße 13
8183 Rottach-Egern

ISBN 3-7773-0836-6

Verfasserin und Verlag danken der Firma Werner Eidam,
Robert-Bosch-Str. 23, 6307 Linden,
für die freundliche Überlassung des Posters.

Satz: Fotosatz Sauter GmbH, 7334 Süßen.
Druck: Druckerei Sommer, 8805 Feuchtwangen.
Schrift: 9/10 Punkt Times (Berthold)

Inhaltsverzeichnis

Zum Geleit

Mit zunehmender Verbreitung der Thermodiagnostik, insbesondere der Regulationsthermodiagnostik, ist auch das Bedürfnis nach einer »Einführung« gewachsen.

Sie wird nun vorgelegt von *Jutta Rost,* als eine wertvolle Ergänzung zum Standardwerk von *Arno Rost,* dem »Atlas der Regulationsthermographie«, welcher nach wie vor für Ausübende unentbehrlich ist.

Ärzte, Zahnärzte, Studierende oder auch sonst Interessierte werden hier Antwort auf Fragen erhalten, welche sich im täglichen Umgang mit der Regulationsthermographie zwangsläufig ergeben.

Der letzte Teil des Buches, die »Therapeutischen Konsequenzen«, gibt einen Einblick in eine logisch entwickelte Therapie, die ihre Wurzeln in der sorgfältigen Beobachtung der Regulationsthermographie hat.

Es ist dem Buch zu wünschen, daß es möglichst vielen Ärzten den Einstieg in die Methode und damit auch in diese Gesamtschau der Medizin ermöglicht.

Dr. med. *Andreas Beck*
Präsident der Schweizerischen

Bern, November 1986   Ärztegesellschaft für Thermographie

Vorwort

»Vor die Therapie haben die Götter die Diagnose gesetzt.« Dieses Gesetz ärztlichen Handelns ist ein Grundpfeiler der Medizin und soll es auch bleiben.

Aber über die Art der Diagnostik und über die besten Möglichkeiten der Therapie haben die Götter leider keine weiteren Durchführungsbestimmungen hinterlassen. Und das ist schade, denn ich bin überzeugt, daß sie nicht mit allem, was z.Zt. in ärztlichen Praxen an Diagnostik und Therapie geschieht, ganz einverstanden wären. Auf dem einen wie dem anderen Sektor reicht das Spektrum ärztlichen Bemühens von verkrusteter Routine des vor vielen Jahren Erlernten bis zu ausufernden Aktivitäten mit allerneuesten Methoden, vom Haften an ausschließlich Erfahrenem bis zu puristischer Wissenschaft.

Wie beglückend, zwischen den oft unversöhnlichen Extremen eine Brücke zu finden, die aus allen Richtungen begreifbar und begehbar ist, eine Diagnostik, die vermittelt und schlichtet, die manch altes Denken und Handeln bestätigt und doch neuen Wegen gerecht wird: Die Regulationsthermographie.

Hier wird Physiologie sichtbar gemacht, hier wird die Pathophysiologie des Patienten zum Dokument. Hier lernen wir

● ein vollständiges Bild des Kranken und seiner Leistungsfähigkeit zu sehen,
● Gesundheit und Krankheit nicht als Zustände, sondern als Prozesse zu begreifen,
● neue Zusammenhänge im pathologischen Geschehen zu erkennen,
● Therapieerfolge und -mißerfolge sehr frühzeitig zu erfassen
● und zu einer echten Prophylaxe zu kommen.

Allerdings werden die Erkenntnisse aus der Regulationsthermographie für manche Kollegen neue Gesichtspunkte bringen. Aber so wahr wie der einleitende Satz ist auch jener, daß die Götter dem Menschen alle Sünden vergeben können, außer einer: Wenn er jemals in seinem Leben aufhört, zu lernen.

Rottach-Egern, April 1987   *J. Rost*

Teil A

Diagnostik

Diagnostik heißt: Erkennen. Im medizinischen Sinn geht es um das Erkennen einer Krankheit und – nach Möglichkeit – ihrer Ursachen.

Zu diesem Ziel führen zwei prinzipiell verschiedene, aber sich ergänzende Wege:

1. Die Frage nach dem augenblicklichen Zustand, eine Momentaufnahme also, die Materie, Substanz (z.B. Blutbild, Urinbefund) oder Lage, Struktur (z.B. Röntgenbild) eruiert, also die Dokumentation der Quantität zu einem definierten Zeitpunkt.

2. Die Frage nach der Funktion über einen längeren Zeitabschnitt. Hier wird ein Prozeß beobachtet (z.B. EKG), die Funktion geprüft. Und da sich lebende Systeme von toter Materie vor allem durch ihre Reagibilität unterscheiden, da sie auf Reize antworten können, ja, individuell unterschiedlich antworten werden, fängt bei der Belastungsprüfung die Diagnostik eigentlich erst an, lebendig und effizient zu werden.

Die Funktionsprüfung, die Belastungsprobe, d.h. die Untersuchung vor und nach einer Reizsetzung (z.B. *Staub-Traugott*'sche Blutzuckerbelastungsprüfung, Belastungs-EKG, Bromthalein-Test) hebt jede Diagnostik über die Zufälligkeiten einer Momentaufnahme hinaus. Durch sie gewinnt man Einblick in die Leistungsbreite eines Organsystems, also in die Qualität.

Diagnostik

1.	2.
Zustand	Funktion
Materie	Prozeß
Substanz	Bewegung
Lage	Reaktion
Struktur	Belastbarkeit
Quantität	Qualität
Momentaufnahme	Regulationsbeobachtung

Die aus der Klinik bekannten Funktionsprüfungen richten sich stets auf ein spezielles Organsystem, das in seiner Leistungsfähigkeit beurteilt werden soll.

Wo aber ist der Funktionstest, der die Regulationsfähigkeit des »Gesamtsystems Mensch« erfaßt?

Pischinger war nach einer langen Ära der Zellularpathologie, die von der Faszination der Zelle unter dem Mikroskop beherrscht wurde, der erste Wissenschaftler, der den Blick wieder auf die großen Zusammenhänge richtete. Er erkannte die isolierte Zelle als ein Abstraktum. Er erinnerte an das sie umgebende feuchte Milieu, an das »Humorale«, die Interzellulärflüssigkeit, deren Konstitution für die Funktion der Organzelle von entscheidender Bedeutung ist. Hier wurde von einem Histologen der Schritt vom Zustand zur Funktion, von der Struktur zur Reaktion, von der Quantität zur Qualität getan.

Und diese Blickfelderweiterung war wohl die Voraussetzung für die revolutionierende Erkenntnis dessen, was er »Grundregulationssystem« nannte: das große Zusammenspiel zwischen interzellulärer Flüssigkeit, Kapillaren und vegetativen Nervenendfasern mit dem Mesenchym, dem weichen Bindegewebe. In diesem engmaschigen, dreidimensionalen Netz, das den gesamten Organismus lückenlos durchzieht, in dem die Informationen ohne lokale Begrenzungen den Körper durchfließen, wird Gesundheit gelebt oder Krankheit programmiert. Hier in diesem Grundsystem strömen die vermaschten Regelsysteme aller vegetativen Funktionen zusammen, hier werden sie erfaßt, gegeneinander abgestimmt, angeglichen, ausgewogen, aktiv verarbeitet, hier wird über die Leistungsfähigkeit des Gesamtorganismus entschieden.

Pischinger beweist diese seine These durch vielfältige Untersuchungen gängiger Laborparameter. Eine breite Palette von Blutuntersuchungen bietet er auf, um Einblick in die Reaktionsfähigkeit des Grundregulationssystems des Patienten zu gewinnen und damit seine Leistungsbreite beurteilen zu können.

Hier begann eine Ganzheitsdiagnostik, die zu neuen, grundlegenden Perspektiven über die Entstehung vor allem chronischer Krankheiten führte, Perspektiven, deren Wert und Bedeutung für die Medizin der Zukunft noch kaum abzuschätzen sind.

Leider sind diese *Pischinger*'schen Untersuchungen für den praktischen Arzt kaum nachzuvollziehen, da sie zu apparate- und personalaufwendig sind. Wohl aber läßt sich zu einer Gesamtdiagnostik aus den vielen vegetativen Einzelfunktionen – gewissermaßen als pars pro toto – eine herausgreifen, eine der repräsentativsten, der wesentlichsten, der wichtigsten, eine, die von allen anderen abhängt und von der alle anderen abhängen: die Wärmeregulation.

Auch für die Beurteilung der Körperwärme steht uns

● die Einmalmessung (Fiebermessen, Telethermographie, Plattenthermographie) und
● die Mehrfachmessung (Fieberkurve, Regulationsthermographie)
zur Verfügung.

Die Regulationsthermographie beobachtet die Reizbeantwortung: Nach einer unbelasteten Erstmessung entsprechend einem Standardschema wird der Patient einem Abkühlungsreiz ausgesetzt, d.h. er bleibt 10 Minuten unbekleidet bei Raumtemperatur (20-22 °C) sitzen. Nach dieser Zeit wird der gleiche Meßgang ein zweites Mal durchgeführt. Ein Schreiber dokumentiert die gemessenen Werte. Die Aufzeichnung auf dem Schreiberblatt ermöglicht den optischen Vergleich zwischen den schwarz gezeichneten Erstwerten und den rot gezeichneten Zweitwerten eines jeden Meßareals. Die Differenz zwischen diesen beiden Werten entspricht der Regulationsbreite.

So läßt sich ein rascher Überblick über das individuelle Temperaturmuster des Patienten gewinnen, über seine allgemeine Reaktionslage wie auch über lokale Störungen. Wir haben hier eine wertvolle Hinweisdiagnostik, die manchen unklaren Fall klären hilft, dem Patienten, seinen Beschwerden und seiner Anamnese gerecht

12

wird und, da die vegetativen Veränderungen den manifesten Organschäden lange vorausgehen, eine Prognose und Prophylaxe erlaubt.

Glück für den Untersucher und Glück für den Patienten, daß uns die Wärme wie keine andere vegetative Leistung bis auf die Außenhaut entgegenkommt und hier mühelos abzugreifen ist, schmerzlos, unblutig, nichtinvasiv und jederzeit wiederholbar.

Geschichte der Thermographie

Die Körpertemperatur war von alters her ein interessantes und aufschlußreiches Diagnostikum. Vom Handauflegen seit grauer Vorzeit über die Entwicklungen *Fahrenheit's* (1714), *Réaumur's* (1730) und *Celsius'* (1742) bis hin zum Fieberthermometer, dessen Gebrauch seit *Wunderlich* 1850 Pflicht ist in deutschen Kliniken, war es ein langer Weg. Anfang unseres Jahrhunderts wurden die Temperaturvorgänge im menschlichen Körper durch die exakte Physiologie erforscht. Bei all diesen Messungen handelte es sich stets um die Erfassung der Temperatur in direktem Kontakt mit der Haut bzw. Schleimhaut. Die jeweilige Temperaturgröße wird bei uns in Europa ausgedrückt in Grad Celsius = °C.

Einen anderen Weg ging die sehr viel neuere Erfassung der Wärme-Abstrahlung. Bei diesem primär in der Technik angewandten Verfahren wird aus dem gesamten Spektrum der elektromagnetischen Schwingungen der Infrarotbereich herausgefiltert und registriert. Die Wellenlängen im unsichtbaren Rot-Bereich entsprechen der Wärmestrahlung. Zur Messung dieser Abstrahlung werden Bolometer (= Strahlungsempfänger zur Messung der Energie von Licht- oder Wärmestrahlen) oder Pyrometer (= Geräte zur Messung der Temperatur eines Meßgegenstandes aus der von ihm ausgesandten Temperaturstrahlung) benutzt. Es wird im Abstand von der Haut gemessen.

Die Einführung der Strahlungsmessung in die Medizin geht auf den deutschen Arzt Dr. *Ernst Schwamm* zurück. 1953 erschienen seine ersten Arbeiten. Sehr bald erkannte er, daß eine einmalige Messung der Wärmestrahlung zu Fehldiagnosen führen konnte. Er ging daher zu einer zweifachen Messung über, die erste vor, die zweite nach einem Belastungsreiz. Zusammen mit seinen Mitarbeitern entwickelte er so eine thermische Funktionsdiagnostik, die er Thermoregulationsdiagnostik nannte.

Wenige Jahre nach den Veröffentlichungen *Schwamms* entwickelte *Lawson* in Montreal die bildliche Darstellung der Wärmestrahlung. Sie war erheblich bequemer, da das Wärmebild auf einen Blick erfaßt werden konnte, ohne daß viele Einzelmessungen durchgeführt werden mußten. Dieses Verfahren eroberte von Kanada aus rasch die medizinische Welt. Große Firmen mit bekannten Namen schufen bildgebende Geräte von zunehmender Vollkommenheit, die heute in der Telethermographie gipfeln.

Bei beiden Methoden, der von *Schwamm* initiierten Regulationsdiagnostik und den bildgebenden Verfahren nach *Lawson* handelt es sich um Strahlungsmessungen.

1963 führte *Fergenson* die Cholesterol-Kristalle in die Wärmediagnostik ein. Das sind Kristalle, die in Abhängigkeit von ihrer Temperatur die Farbe wechseln. Auf die Haut aufgebracht, entsteht ein buntes Bild je nach lokaler Temperatur. Eingekapselt in Folien, sind sie heute unter dem Namen »Plattenthermographie« bekannt. Hier handelt es sich also um ein bildgebendes Verfahren im Kontakt mit der Haut.

Hauttemperaturmessungen mit Kontaktfühlern im Sinne der Regulationsthermographie gab es zu jener Zeit noch nicht, da die Ansprechzeit der bisherigen Thermometer für dieses Verfahren noch zu lang war. Temperatur-Kontaktfühler, die innerhalb einer Sekunde ansprechen (das muß für diese Methode gefordert werden) gibt es erst seit etwa zehn Jahren. *Arno Rost* nahm sich dieser Methode an und entwickelte sie zur Praxisreife.

Tab. 1: Möglichkeiten thermischer Messungen

	Strahlungsmessung	Kontaktmessung
Bildhafte Darstellung	Telethermographie	Plattenthermographie
Graphische Darstellung	Kontaktlose Thermographie	Kontakt- Thermographie

Die Methode der Telethermographie muß leider großen Kliniken und Instituten vorbehalten bleiben, denn die dazu nötigen Geräte sind für einen praktizierenden Arzt unerschwinglich.

Die Plattenthermographie ist eine Methode zur Wärmediagnostik begrenzter, umschriebener Körperpartien. Sie wird vorwiegend in gynäkologischen Praxen zur Brustkrebsdiagnostik eingesetzt. Eine Ganzkörperdiagnostik ist damit nicht möglich.

Gut möglich aber ist die Ganzkörperdiagnostik mit den beiden anderen Verfahren, die durch Einzelmessungen eine graphische Darstellung liefern: der kontaktlosen Infrarot-Thermographie und der Kontaktthermographie.

Wie schon erwähnt, erfassen diese beiden Methoden ganz verschiedene Parameter: hier die Infrarot-Strahlung, dort die Temperatur. Sie liefern darum auch andere Ergebnisse, die verschieden gewertet werden müssen.

Unsere Entscheidung fiel zugunsten der Regulationsthermographie im Kontaktverfahren aus, und zwar aus folgenden Gründen:

1. Die Infrarot-Meßgeräte können jeweils nur einen Teil des Infrarot-Spektrums erfassen, einen Sektor des gesamten von der Haut ausgehenden Spektrums. Und dieser Sektor ist bei den einzelnen Fabrikaten unterschiedlich. Bei der Kontaktmessung wird dagegen eine unmißverständlich definierte Größe erfaßt: die Temperatur in °C.

2. Die bei der Infrarotmessung gewonnenen Werte sind offenbar variabler, sensibler. Intensität und Frequenz der Wärmestrahlung hängen von vielen verschiedenen Faktoren ab, z.B. Farbe, Quellung, Feuchtigkeit der Haut. Die Temperaturwerte hingegen sind konstanter, sicherer reproduzierbar.

3. Die Übereinstimmung des graphischen Bildes mit Befinden und Befunden des Patienten bei der Kontaktmethode ist zuverlässiger. Stimmen die graphischen Aufzeichnungen beider Methoden bei einem gesunden Probanden noch annähernd überein, so wird die Diskrepanz bei Kranken und schwerkranken Patienten erheblich. Während das thermische Bild der Kontaktmethode die entsprechende Diagnose bestätigt, ist das mit der Strahlungsmessung nach unserer Erfahrung nicht immer der Fall. Eine Erklärung für dieses Phänomen kann noch nicht gegeben werden. Insgesamt eignet sich die Infrarot-Methode wohl besser für Kliniken und Forschungsteams, während die Kontaktmethode eine sichere und zuverlässige Untersuchungsmethode in den Praxen der niedergelassenen Ärzte und Zahnärzte ist.

So ist dieses Buch ausschließlich der Regulationsthermographie im Kontaktverfahren gewidmet, nur diese Methode wird beschrieben.

Körpertemperatur

Der Mensch ist ein homoiothermes Lebewesen (Warmblüter), d.h. er hält seine Körperinnentemperatur aktiv in engen Grenzen konstant. Das macht ihn unabhängig von Jahreszeiten und Klimazonen. Im Gegensatz dazu sind die poikilothermen Lebewesen, wie z.B. Amphibien, Reptilien, Fische, usw., Kaltblüter, deren Körpertemperatur von der jeweiligen Umgebungstemperatur bestimmt wird.

Produziert wird diese konstante Körperwärme der Warmblüter durch den intermediären Stoffwechsel der Zellen, wobei die stoffwechselaktiven Organe wie Leber und Muskeln an erster Stelle zu nennen sind. Körperliche Tätigkeit, aber auch seelische Erregung (Lampenfieber!) oder intensive geistige Tätigkeit sind in der Lage, diese Wärmeproduktion durch Aktivierung des Stoffwechsels noch erheblich zu steigern. Auch ein unwillkürliches Muskelzittern, das bei Unterkühlung einsetzt, gehört zu den Wärmeproduktionsmechanismen.

Weil aber die Stoffwechselvorgänge kontinuierlich weiterlaufen, weil sie nie völlig gestoppt werden können, weil damit also unentwegt Wärme produziert wird, mehr als der Organismus benötigt, muß die überschüssige Wärme abgeleitet werden. Das geschieht durch Transport zur Körperoberfläche, vorwiegend auf dem Blutweg. Und von der Hautoberfläche wird die Wärme in die Umgebung abgestrahlt. Steigt der Wärmestau im Körperinneren stark an, so hat der Mensch noch eine weitere Möglichkeit der Regulation: die Schweißsekretion. Hierbei wird die Verdunstungskühle zur Wärmeabgabe genutzt.

Da der menschliche Organismus zur optimalen Aufrechterhaltung seiner Funktionen eine relativ konstante Körperinnentemperatur (die Kerntemperatur) benötigt, vollzieht sich in seinem Inneren ein dauerndes Balancespiel von Wärmeproduktion und Wärmeabgabe.

Der wichtigste Mechanismus für dieses Temperaturspiel ist die Wärmeabgabe, da die Wärmeproduktion als eine obligatorische Stoffwechselleistung nur in geringem Umfang zu drosseln ist. Die Wärmeabgabe vollzieht sich an der Körperperipherie durch Veränderung der Hautdurchblutung: Soll viel überschüssige Wärme abgeführt werden, werden die Hautgefäße erweitert, die Haut ist gut durchblutet und warm. Besteht dagegen ein Wärmedefizit, werden die Hautgefäße zwecks Wärmeeinsparung gedrosselt, die Haut kühlt ab.

Einen hervorragenden Platz in diesem Mechanismus nehmen die Extremitäten ein. 85% der gesamten Wärmeabgabe erfolgt über Hände und Füße, wobei Finger und Zehen wie Kühlrippen wirken (Regeleffektoren). Die Rumpfhaut nimmt an diesem Prozeß viel weniger teil, da sie meist durch Kleidung bedeckt ist. So ist der typische Reflex eines Menschen, dem es zu warm ist, sich die Ärmel aufzukrempeln, die Strümpfe herunterzustreifen und allzu warme lange Hosen in leichtere umzuwechseln. Umgekehrt werden einem Frierenden zuerst Hände und Füße kalt. Der Körper drosselt die periphere Durchblutung, ja er opfert sie notfalls und setzt sie Erfrierungen aus, um das Körperinnere, den Körperkern mit den lebenswichtigen Organen, so lange wie möglich funktionsfähig zu erhalten *(Abb. 1)*.

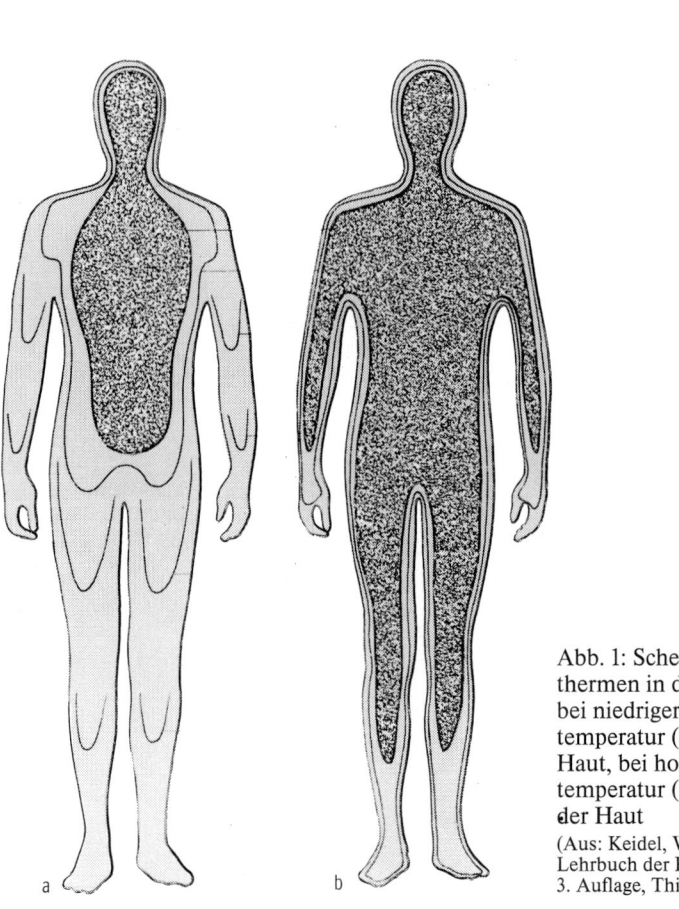

a   b

Abb. 1: Schematisierte Isothermen in der Körperschale: bei niedriger Umgebungstemperatur (a) Abkühlung der Haut, bei hoher Umgebungstemperatur (b) Erwärmung der Haut
(Aus: Keidel, W.-D.: Kurzgefaßtes Lehrbuch der Physiologie, 3. Auflage, Thieme, Stuttgart 1973)

In dieses Regelgeschehen sind jedoch bestimmte physiologische Schwankungen der Kerntemperatur einprogrammiert. So ist sie in den Morgenstunden am niedrigsten, um im Tagesverlauf im Mittel um ca. 1°C anzusteigen. Dieser normale Tagesrhythmus ist ortsgebunden. Bei weltweiten Reisen braucht der Körper mehrere Tage, um seinen Rhythmus auf die neue Ortszeit einzustellen. Auch im Laufe des weiblichen Monatszyklus zeichnet sich eine übergeordnete Temperaturschwankung ab: Zum Zeitpunkt des Eisprungs ist bekanntermaßen die Rektaltemperatur (Kerntemperatur) am höchsten.

Und noch eine Situation muß erwähnt werden, in der der Organismus seine Kerntemperatur aktiv erheblich höher stellt: das Fieber, als einer der wichtigsten Abwehrmechanismen in bestimmten Krankheitsfällen.

Aus dem Mechanismus der Wärmeableitung vom Körperkern zur Körperschale geht zwangsläufig hervor, daß Kerntemperatur und Hauttemperatur durchaus nicht identisch sind. Es besteht vielmehr ein Temperaturgefälle von innen nach außen. Aber auch von cranial nach caudal, vom wärmeren Kopf bis zu den kälteren Extremitäten erwarten wir ein solches Gefälle der Hauttemperaturen, wobei normalerweise die Brusttemperatur 0,5°C, die des Bauches ca. 1,0°C tiefer liegen sollen als die Stirntemperatur.

Ja, bei eingehender Untersuchung finden wir, daß die Temperaturen der menschlichen Körperoberfläche durchaus nicht homogen sind. Selbst unter der Kleidung, sogar unter der Bettdecke herrscht keine Einheitstemperatur. Die Hand ist zwar nur ein recht grobes Temperaturmeßinstrument, doch sie erfühlt mühelos Wärmeunterschiede über Brust, Bauch, Oberschenkeln und Rücken.

Tägliche exakte Messungen und Verlaufskontrollen zeigen, daß jeder Mensch sein eigenes, für ihn typisches Temperaturmuster hat, das Tag für Tag und Woche für Woche fast gleich bleibt und sich so schnell nicht ändert. Es verändert sich nur bei Krankheit oder Gesundung (Therapiekontrolle) sowie bei erheblicher Umstellung der Lebensgewohnheiten.

Dieses individuelle Temperaturmuster wird einmal bedingt durch anatomische Gegebenheiten, also durch die Gefäßversorgung des jeweiligen Areals. Andererseits aber kann die Durchblutungsgröße der Oberhaut ganz entscheidend beeinflußt werden durch Irritationen, die von den in der Tiefe liegenden inneren Organen ausgehen. Und darauf basieren unsere diagnostischen Möglichkeiten.

Temperaturregelung

Ob Technik, ob Ökologie, ob Biologie oder Medizin, in jedem Fachgebiet gibt es Regelkreise, die bezwecken, ein labiles Gleichgewicht aufrechtzuerhalten. Ein ganzer Wissenschaftszweig hat sich dieser so grundlegend wichtigen Prozesse angenommen: die Kybernetik. Kybernetik ist das Denken in Regelkreisen.

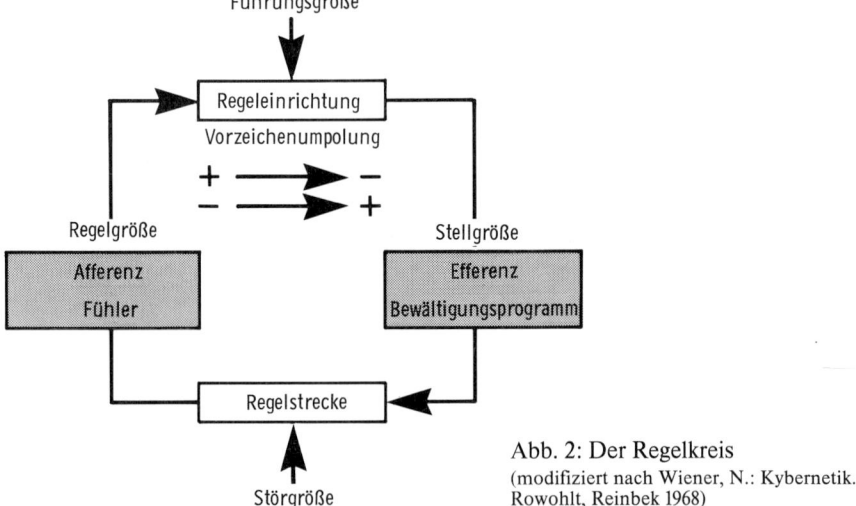

Abb. 2: Der Regelkreis
(modifiziert nach Wiener, N.: Kybernetik. Rowohlt, Reinbek 1968)

Ein Beispiel: Soll die Temperatur eines Wasserbades konstant gehalten werden (Regelstrecke), so wird der Thermostat (Fühler) die durch Abkühlung (Störgröße) abgesunkene Ist-Temperatur des Wassers erfühlen und als Information an die Heizung (Regeleinrichtung) weitergeben. Weicht der Ist-Wert von dem durch die Führungsgröße einprogrammierten Sollwert ab, wird die Heizung anspringen und das Wasser durch Wärmezufuhr (Bewältigungsprogramm) aufheizen, bis der vorgegebene Sollwert wieder erreicht ist. So wird aus einem »zuwenig« ein »mehr«. In anders gelagerten Fällen, z.B. dem Kühlschrank, wird aus einem »zuviel« an Wärme ein »weniger« durch ein wiederum spezifisches Bewältigungsprogramm. Diese sog. Vorzeichenumpolung ist ein Kriterium eines jeden Regelkreises.

Ob Dampfdruckregelung, Klimaanlage oder Populationsdichte, stets sorgt ein sinnvoller Regelmechanismus für das dauernde Ausbalancieren der jeweiligen Regelstrecke.

Was geschieht, wenn der menschliche Körper – wie im Fall unserer Thermoregulationsprüfung – einer Störgröße, einem Abkühlungsreiz ausgesetzt wird? Der Organismus wird zu einem Regelungsvorgang gezwungen, um seine Regelstrecke, die Körperinnentemperatur, konstant zu halten. Die Fühler für den Kältereiz werden vor allem die Temperaturrezeptoren der Haut sein. Die Regeleinrichtung, die Zentrale, die den Ist-Wert mit dem Soll-Wert vergleicht und den Anpassungsvorgang auslöst, wird im Hypothalamus vermutet. Das ingangsgesetzte Bewältigungsprogramm besteht im Fall der Temperaturregelung aus zwei miteinander gekoppelten Stellgliedern:

18

1. Drosselung der Wärmeabgabe, um den Wärmeverlust so gering wie möglich zu halten.

2. Steigerung der Wärmeproduktion, um den Wärmeverlust wieder aufzufüllen.

● Die Wärmeabgabe ist ein vorwiegend physikalischer Prozeß, der sich an der Körperperipherie abspielt.

● Die Wärmeproduktion ist ein vorwiegend chemisch-humoraler Prozeß, der sich im Körperinneren vollzieht.

● Die erstrebte Drosselung des Wärmeverlustes geschieht, wie geschildert, durch Vasokonstriktion der Hautgefäße. Die Haut wird also kühler.

● Die Steigerung der Wärmeproduktion dagegen ist ein erheblich schwerer faßbarer Vorgang. Nur an einigen wenigen bestimmten Meßstellen wird sich, im Gegensatz zu der übrigen Abkühlung der Haut, eine leichte Erwärmung zeigen, gewissermaßen als Spiegel der ansteigenden Kerntemperatur.

● Die Mehrzahl der gemessenen Wärmewerte sinkt also nach einem Abkühlungsreiz ab.

Dieser Effekt wird sich nicht sofort nach dem Entkleiden bemerkbar machen. Wie in jedem Regelgeschehen vergeht zwischen Reizsetzung und Antwort eine gewisse Zeit, eine Latenzzeit, die die Techniker als »Totzeit« bezeichnen. Dabei ist diese Zeit natürlich nicht »tot«. Sie wird für die zentripetale Leitung der Information und die zentrifugale Erstellung der Antwort benötigt.

Wir kennen solche Latenzzeiten aus vielen Bereichen der Medizin, z.B. als Schrecksekunde, als Überleitungszeit im EKG, als Inkubationszeit. Aus dieser Aufzählung geht schon hervor, daß diese Latenzzeiten bis zum Spürbarwerden des Effektes von System zu System unterschiedliche Dauer beanspruchen. Wird die Antwort auf neuralem Wege erreicht, so ist die »Totzeit« relativ kurz. Muß dagegen ein humorales Geschehen ingang gesetzt werden, beansprucht die Regelung länger, Minuten bis Stunden, ja sogar Tage bis Wochen.

Die von uns provozierte thermische Regelung basiert auf einer gemischt neural-humoralen Reaktion. Das bedeutet: Der Beginn der Hautabkühlung setzt schon nach 1–2 Minuten ein, das Einregulieren der Wärmewerte auf ihr neues Niveau ist – mit geringen individuellen Schwankungen – nach 5–10 Minuten erreicht (bei Kindern rascher). Dieses neue Temperaturmuster der erreichten Regulation wird nun für ca. 40 Minuten konstant gehalten (bei Kindern weniger lange). Innerhalb dieser Zeit wird jede weitere Messung das gleiche Wärmebild ergeben. Erst nach dieser Zeit setzt eine neuerliche Bewegung der Temperaturen ein im Sinne einer Gegenregulation.

Selbstverständlich ist das Antwortverhalten des Organismus in hohem Grade abhängig von der Qualität und Quantität des gesetzten Reizes. Darum muß der verwendete Reiz genormt sein, wenn man reproduzierbare und vergleichbare Thermogramme erhalten will.

Für die Prüfung der *Thermo*regulation sollte es ein adäquater, also ein *thermischer* Reiz sein. Je physiologischer, je alltäglicher dieser thermische Reiz ist, desto zuverlässiger werden wir Einblick in die allgemeine Funktionsfähigkeit des Körpers gewinnen.

Je ungewöhnlicher, je drastischer und heroischer der angewandte Reiz dagegen ist, desto mehr zwingen wir den Organismus in eine kaum noch beurteilbare

Extremsituation. Ein Abkühlungsreiz, wie er täglichem Geschehen entspricht, z.B. das unbekleidete Verweilen bei Raumtemperatur von 22°C, fordert eine sachte Anpassung an die neue Situation und kann auch Kranken, auch Rheumatikern zugemutet werden. Ein Eiswasserreiz dagegen, womöglich noch über eine längere Zeitdauer ausgedehnt, kann nur eine Katastrophensituation im Organismus auslösen und zu einem Gewaltakt im Regelgeschehen führen.

Früher wurde außer dem unbekleideten Aufenthalt auch noch zusätzlich eine Abkühlung der Hände in kaltem Wasser vorgenommen. Es hat sich jedoch in vielen Vergleichsuntersuchungen gezeigt, daß dadurch keine intensivere Regelung erreicht wird. Das bedeutet: Mit oder ohne zusätzliche Wasserabkühlung der Hände resultiert das gleiche Regulationsthermogramm. Das entspricht genau den Erfahrungen der Streßforschung: Der Ablauf einer Reizbeantwortung wird durch einen zusätzlichen Reiz gleicher Art nicht verändert. – So kann man also ohne Schaden die Wasserabkühlung fortlassen.

Selbstverständlich kann man die Temperaturwerte der Haut auch durch andere als Abkühlungsreize in Bewegung bringen. Jede gefäßaktive Substanz wird hier Wirkung zeigen. Kaffee, Alkohol oder Nikotin, um nur einige zu nennen, werden das Wärmemuster der Haut erheblich irritieren, und zwar jedes in anderer Weise. Auch Medikamente oder elektrischer Strom werden gelegentlich zur Regulationsprüfung herangezogen. Auch so lassen sich selbstverständlich Veränderungen der Hautdurchblutung und damit Veränderungen der registrierten Wärmewerte erzielen. Doch dürften diese Anwendungen mehr einem Forschungsprogramm oder einer Medikamentenprüfung entsprechen. Bei einer Diagnostik, die sich ganz ausschließlich auf den unbeeinflußten Patienten und *sein* Wärmeregulationsvermögen konzentriert, sollte man sich an den bewährten thermischen Reiz in standardisierter Dosierung halten, der Vergleiche ermöglicht.

Pathophysiologie des Wärmemusters

Unsere Thermodiagnostik geht davon aus, daß Erkrankungen innerer Organe, Störungen ihrer Funktionen sich im Wärmemuster der Oberhaut niederschlagen und hier diagnostisch faßbar sind.

In der Tat wird die Durchblutung der Haut – und damit ihr Wärmewert – nicht unerheblich durch das Geschehen im Körperinneren mitbeeinflußt. Ergeben Physiologie und Anatomie der Gefäßversorgung ein gewisses Temperaturmuster, das als normal anzusehen wäre, so zeigt doch fast jeder Mensch mehr oder weniger starke Abweichungen von diesem Idealbild. Diese Abweichungen können von vegetativen Irritationen herrühren, die ihren Ursprung tiefer liegenden Erkrankungen verdanken.

Daß eine einseitige Mittelohrentzündung beim Kind eine Wange röten kann, während die gesunde Seite blaß bleibt, ist bekannt. Daß eine Mandelentzündung, eine Stirnhöhlenaffektion mit ihren Entzündungssymptomen Calor und Rubor auch die darüber liegenden Hautschichten beeinflussen, leuchtet ein, denn sie werden von den gleichen Gefäßen versorgt.

Wie aber soll man sich erklären, daß ein entzündeter Wurmfortsatz die darüberliegende Haut und ihre Temperatur verändert? Ganz andere Gefäße versorgen die

20

Appendix und die Haut des Unterbauches. Durch viele Gewebsschichten sind beide voneinander getrennt, Gewebsschichten noch dazu, die so stark wärmeisolierend wirken, daß ein Durchwärmen bis auf die Oberhaut unmöglich ist.

Nein, wir messen nicht »die Wärme der Appendix« oder »die Temperatur der Gallenblase«. Das ist nicht möglich. Wohl aber erreichen nervale Reflexe die Haut, die von inneren Störungen beeinflußt werden. Wir sprechen von viszerokutanen Reflexbögen, also von vegetativen Verbindungen, welche die inneren Organe (Viscera) und die Haut (Cutis) gleichermaßen erreichen.

Sir *Henry Head,* ein Londoner Neurologe (1861–1940), war wohl der Erste, der eine alte ärztliche Erfahrung in vielen Untersuchungen bestätigte und in die Medizinliteratur eingehen ließ: daß nämlich plötzlich auftretende Überempfindlichkeiten bestimmter Hautzonen auf Erkrankungen zugeordneter innerer Organe schließen lassen. Diese meist flüchtigen, an typischen Stellen auftretenden Hyperästhesien (also Überempfindlichkeiten bei Berührung) und Hyperalgesien (also gesteigerte Schmerzempfindung) sind unter seinem Namen als sog. *Head*sche Zonen lehrbuchfähig geworden. In dem Lehrbuch der inneren Medizin von *Dennig* kann man lesen, daß die »genialen Untersuchungen *Head's* von großem diagnostischem Wert sind« und daß viel zu wenig nach ihnen gefahndet würde. Verdrängt und vergessen wurden diese wertvollen Erfahrungen sicher durch die vielfältige moderne Diagnostik.

Festzustellen sind diese Zonen leicht, indem man mit dem Kopf oder – wirksamer – der Spitze einer Stecknadel quer zu den Hautsegmenten (also am Rumpf in Längsrichtung) über die Haut streicht. An bestimmten Stellen gibt der Kranke an, daß er den Strich anders, meist schmerzhafter empfindet. Man kann auch mit zwei Fingern eine Hautfalte abheben und leicht kneifen. Auch das wird in diesen Zonen deutlicher bis schmerzhaft empfunden. Dieses Hautphänomen läßt auf eine Erkrankung der im gleichen Nervensegment angeordneten Organe schließen. Leider handelt es sich hier um eine nur sehr flüchtige, kurzzeitige Erscheinung bei akuten Zuständen.

Diese Erscheinung läßt sich aus neurophysiologischer Sicht erklären: Der menschliche wie der tierische Organismus wurde im Laufe seiner fetalen Entwicklung in neuralen Segmenten angelegt *(Abb. 3).* Die aus dem Rückenmark austretenden Nerven versorgen das jewei-

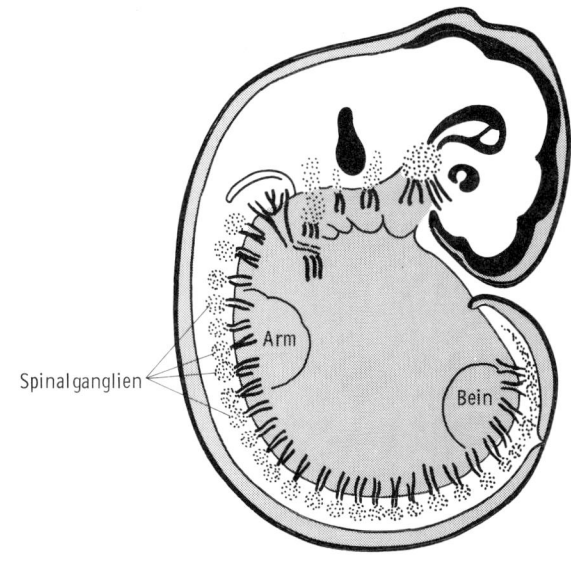

Abb. 3: Darstellung der Ganglienleiste bei einem etwa 2 1/2 Monate alten menschlichen Keimling.
(Nach: Boenig, H.; Leitfaden der Entwicklungsgeschichte. Thieme, Leipzig 1944)

lige zu ihnen gehörende Körpersegment mit Haut und inneren Organen sowohl vegetativ und sensibel als auch motorisch. Während des Längenwachstums der Extremitäten geht die streng segmentale Anordnung der Versorgungsgebiete verloren, die Nervenversorgung der äußeren Haut wird verzerrt. Im Rumpfbereich z.B. liegen die Dermatome vorn etwas tiefer als hinten. Auch die zugehörigen inneren Organe »verrutschen« bei der Ausprägung des aufrechten Ganges *(Abb. 4)*.

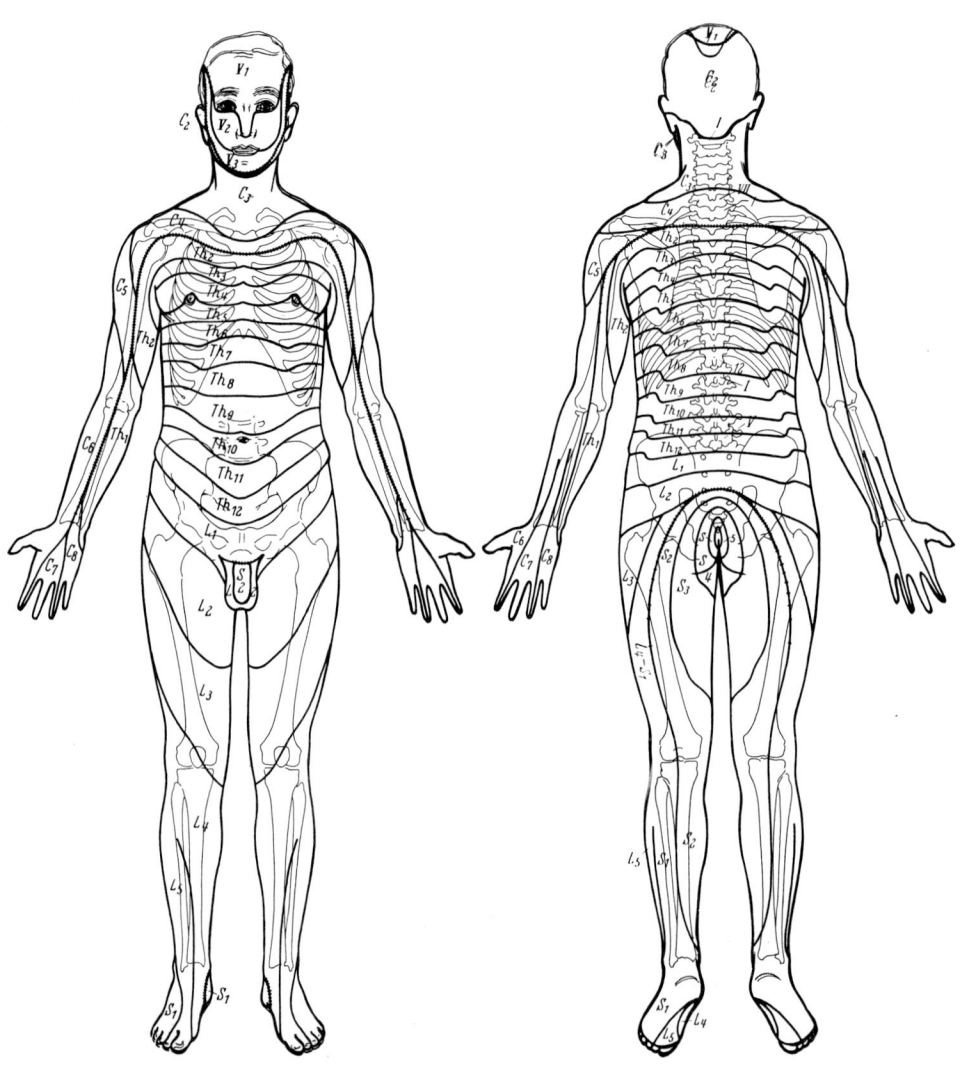

Abb. 4: Die segmentale Innervation der Haut (Dermatome)
(Aus: Hansen, K., Schliack, H.: Segmentale Innervation, 2. Auflage. Thieme, Stuttgart 1962)

22

Im Prinzip aber sind die Reflexbögen der segmentalen Innervation erhalten geblieben. Im Rückenmark treffen die von den Eingeweiden kommenden viszeralen, afferenten Nervenfasern, eintretend über die Hinterwurzel, auf die zur Peripherie ziehenden efferenten Nerven vegetativer, sensibler und motorischer Art. Die Umschaltung von Afferenz auf Efferenz erfolgt meist in mehreren Synapsen auf der gleichen Ebene im Rückenmarksgrau und im vegetativen Ganglion. Dabei werden mehrere Reflexbögen geschlossen *(Abb. 5):*

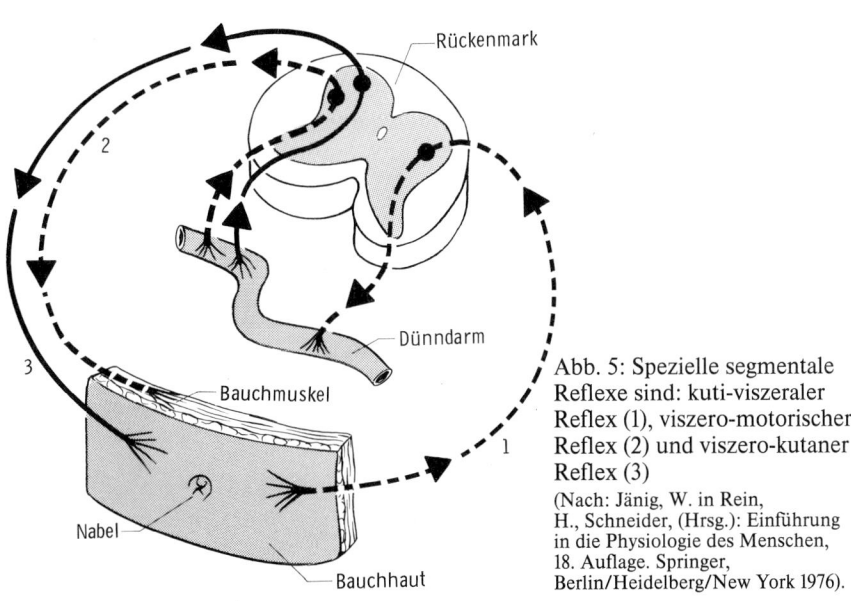

Abb. 5: Spezielle segmentale Reflexe sind: kuti-viszeraler Reflex (1), viszero-motorischer Reflex (2) und viszero-kutaner Reflex (3)
(Nach: Jänig, W. in Rein, H., Schneider, (Hrsg.): Einführung in die Physiologie des Menschen, 18. Auflage. Springer, Berlin/Heidelberg/New York 1976).

Viszero-viszeraler Reflex

Die Erregung, die von den Eingeweiderezeptoren ausgeht, kann auf diejenigen vegetativen und motorischen Fasern wirken, die zu dem gleichen Organ zurückführen. Herzmangeldurchblutung führt z.B. zu Herzrhythmusstörungen, ein Magengeschwür zu Hypersekretion, verstärkter Peristaltik und Erbrechen.

Viszero-motorischer Reflex *(Abb. 5, 2)*

Da die sensiblen vegetativen Fasern aus den Eingeweiden auch Schaltstellen mit den Motoneuronen haben, besteht ein weiterer Reflexbogen zur quergestreiften Muskulatur. Er hat zur Folge, daß die tastende Hand des Arztes über entzündlich erkrankten Abdominalorganen (Gallenblase, Appendix) eine muskuläre Abwehrspannung, die »défense musculaire« spürt, die sog. *Mackenzie*-Zonen.

23

Viszero-kutaner Reflex *(Abb. 5, 3)*

Dies ist der für unsere Messung wichtigste Reflexbogen, er reicht von den Eingeweiden zur äußeren Haut. Über die Rami communicantes grisei des Sympathikus gelangt ein Teil der efferenten Impulse auch zur Haut, deren vegetative Funktionen nun beeinflußt werden: vermehrte Durchblutung bis zur Rötung, dadurch gesteigerte Temperatur, stärkere Schweißsekretion, zuweilen Kontraktion der Piloarrektoren, somit Gänsehaut. Es werden also auf diesem Wege Temperatur, Quellungszustand, Stoffwechsel und Muskeltonus der glatten Muskulatur in der Haut verändert. Hinzu kommt auch eine gesteigerte Erregbarkeit der sensiblen Nerven dieses Hautabschnittes, also eben der *Head*-Effekt. Dabei zeigt sich, daß sich die Innervation nicht ganz streng an die Segmentgrenzen hält. Es gibt Überschneidungen, und zwar sowohl dorsal als auch ventral, was sicher der besseren Versorgung dient.

So erklärt sich auch, daß wir keine »Punkte« messen – was ohnehin Verwechslungen geben könnte mit Akupunkturpunkten – sondern Areale. Wir brauchen jedoch nicht das ganze Segment durchzumessen, denn innerhalb ihres Segmentes haben die einzelnen Organe ihre bestimmten Schwerpunkte, die zu erfassen wir uns bemühen.

Den umgekehrten Weg, den Reflex von der Haut zum inneren Organ, also den kuti-viszeralen Reflex *(Abb. 5, 1)*, macht sich die physikalische Therapie zunutze, wenn sie eine Wärmeflasche auf die schmerzende Gallenblase, oder einen Eisbeutel auf die entzündete Appendix legt. Tiefer als wenige Millimeter dringt die Wärme oder Kälte in die Haut nicht ein. Was das kranke Organ erreicht, ist nicht die Temperaturänderung, sondern der von der Haut ausgehende und im Rückenmark umgeschaltete vegetative Reflex, der die Durchblutung des kranken Organs beeinflußt.

Und noch jemand kennt sich in der segmentalen Diagnostik und Therapie hervorragend aus: die Masseure! Ihre sensiblen, geschulten Finger tasten bei Erkrankungen tiefer gelegener Körperorgane Veränderungen in der Haut und unter der Haut im Bindegewebe des entsprechenden Segmentes. Sie berichten in ihren Lehrbüchern und Schulungskursen, daß der die Haut schiebende und ziehende Finger über erkrankten Organen eine stärkere Verquellung des Bindegewebes, eine festere Verhaftung zwischen den Verschiebeschichten, einen vermehrten Widerstand fühlt. Besonders die Bindegewebsmassage von *Teirich-Leube* hat diese Zonen ermittelt und in 30 Jahren zuverlässig erarbeitet. In ihrem Lehrbuch liest man: »Der geschulte und tasterfahrene Untersucher kann heute durch den Bindegewebstastbefund neurotopische Hinweise für die Ursachen unklarer Beschwerden und Störungen erhalten . . .« Also genau das, was auch wir mit unserer Thermodiagnostik erkennen können.

Nun konzentriert sich die Bindegewebsmassage vorwiegend auf den Rücken des Patienten. Sie behandelt und diagnostiziert im Bereich der Dorsalsegmente, denn sie bearbeitet den Ansatz des Bindegewebes am knöchernen Skelett. Der Bereich des Bauches, in dem wir messen, wird von der Bindegewebsmassage ausgeklammert. Das neurale Segment ist dort aber nicht beendet, es reicht bis zur vorderen Mitte. Die Veränderungen der Durchblutung sind hier genauso zu erfassen, genauso zur Diagnostik heranzuziehen.

Die Masseure wissen auch, daß bei akutem Krankheitsgeschehen Veränderungen in der oberen Verschiebeschicht (zwischen Haut und Unterhaut) zu tasten sind, die

24

bei Besserung der Krankheit verschwinden. Übrig bleiben dann nur noch tastbare Veränderungen in der tieferen Verschiebeschicht (zwischen Unterhaut und Faszie), mehr oder weniger ausgeprägt, mehr oder weniger lang anhaltend. Sie können noch Jahre nach Abklingen der eigentlichen Erkrankung nachweisbar sein. Das stimmt wiederum mit den Beobachtungen der Thermoregulationsdiagnostik überein, deren erhobene Befunde mitunter auf lange zurückliegende anamnestische Daten hinweisen.

So lohnt es sich immer, ein wenig über den Zaun des eigenen Fachgebietes in den Garten des Fachnachbarn zu schauen. Wenn beide Methoden stimmen, können sie sich nur bestätigen, und die Masseure erhalten hier durch die Thermodiagnostik für ihre sehr subjektiven Erfahrungen eine ganz objektive, dokumentierbare Bestätigung.

Teil B

Der Patient

Aus diesen kurzgefaßten Grundlagen der Wärmephysiologie ergibt sich, daß unsere thermische Untersuchung alle Spielregeln dieses komplizierten Balanceaktes berücksichtigen muß, daß einige wichtige Gesichtspunkte für das Verhalten des Patienten zu bedenken sind.

Vorbereitung

Wenn unsere Wärmemessung ein zuverlässiges, von Zufälligkeiten freies und täglich reproduzierbares Bild ergeben soll, muß der Patient in vegetativer Ausgeglichenheit vor uns sitzen. Für eine Grundumsatzbestimmung wird das Gleiche verlangt. In diesem Fall verbringt der Patient die Nacht vorher in der Klinik, so daß er am nächsten Morgen direkt aus dem Bett nüchtern in den Untersuchungsraum kommt.

Bei der Untersuchung in einer ärztlichen Praxis entfällt diese Möglichkeit. Dennoch sollte eine weite Anreise, womöglich im eigenen Wagen durch das Gewühl des Berufsverkehrs vermieden werden, da dann der Patient schon angestrengt und abgehetzt eintreffen würde. Bei weiterer Anreise empfiehlt sich die Übernachtung in einem benachbarten, von der Praxis aus leicht zu erreichenden Hotel.

Auch hinsichtlich der absoluten Nüchternheit müssen Abstriche gemacht werden. Die thermische Messung vor dem ersten Frühstück hat sich nicht bewährt. Die vegetativen Regulationen, auf die wir im Gegensatz zur Grundumsatzbestimmung angewiesen sind, scheinen im nüchternen Zustand noch nicht recht anzulaufen. Zu empfehlen ist daher vor der Untersuchung ein leichtes Frühstück mit Kräutertee oder Milch als Getränk. Kaffee und Schwarztee sind zu gefäßaktive Substanzen, die die Wärmeregulation stark verändern würden. Ebenso verboten ist Alkohol und selbstverständlich das Rauchen am frühen Morgen vor der Messung. Wenige Züge aus der Zigarette drosseln die Durchblutung um mehrere Grade über viele Stunden.

Damit der Patient über diese grundlegenden, von ihm selbst zu berücksichtigenden Bedingungen ausreichend unterrichtet ist, werden ihm schon bei der Anmeldung Merkblätter überreicht oder zugesandt (siehe Musterblätter). Aus ihnen erfährt er auch, daß er sich am Morgen vor der Untersuchung nicht kalt waschen oder duschen soll, weil das seine Wärmeregulation, die wir ja untersuchen wollen, bereits beanspruchen würde. Auch Kosmetika darf er an diesem Morgen nicht anwenden. Die Kleidung soll nicht beengend sein. Büstenhalter, Korsett und enge Gürtel sind zu meiden, denn auf geröteten Druckstellen ist ein Messen nicht möglich. Die Kleidung sollte nicht aus Kunstfasern bestehen, da es darunter leicht zu einem Wärmestau und zur Schweißsekretion kommt. Sie sollte leicht zu öffnen und bequem abzustreifen sein (z.B. Bademantel). Oberhemd oder Bluse müssen auch im Sommer langärmelig sein, da es sich gezeigt hat, daß in einem kurzärmeligen Hemd ein Teil der Regulation schon vorweggenommen wird.

Medikamente, auch homöopathische, dürfen ein, möglichst zwei Tage vorher nicht mehr eingenommen werden, damit wir kein retouchiertes Wärmebild erhalten, gewissermaßen eine Therapiekontrolle. Eine Ausnahme machen lebenswichtige Medikamente, die man nicht absetzen darf, wie z.B. Insulin, Digitalispräparate und in schweren Fällen die Kortikoide, die sowieso eine Langzeitwirkung haben. Jedoch muß diese fortgeführte Medikation erfragt und auf dem Thermogramm vermerkt werden. Die spätere Auswertung wird dann diesen Faktor berücksichtigen müssen. Eine längerfristige Wirkung zeigen auch die Ovulationshemmer. Daher kann auch auf das Absetzen der »Pille« verzichtet werden, aber auch das muß unbedingt vermerkt und bei der Auswertung bedacht werden, damit man zu keinen falschen diagnostischen Schlüssen kommt.

Es ist unangenehm und ärgerlich, wenn der nicht genügend unterrichtete Patient erfährt, daß er wegen eines Verhaltensfehlers heute nicht mehr meßbar ist. Zuhause wurden Vertreter oder Babysitter bestellt, ein Tag Extraurlaub genommen, das Hotelzimmer bezahlt, und nun soll alles vergebens gewesen sein. Der Arzt sollte sich jedoch nie verleiten lassen, trotz fehlerhafter Vorbereitung des Patienten, die Messung durchzuführen. Das Ergebnis wird keine befriedigende Diagnostik erlauben, eine spätere Verlaufskontrolle würde sich auf völlig falsche Ausgangswerte beziehen.

Untersuchungszeit

Auch für den Arzt und seine Helfer gibt es eine Reihe von Bedingungen, durch deren Beachtung erst ein sicheres Gelingen möglich wird.

Wärmemessungen sollten am Vormittag erfolgen, da nach chronobiologischen Erkenntnissen die Antwort des Organismus auf Kaltreize vormittags ausgeprägter ist. Dabei sollte die Terminvergabe ein wenig auf die Konstitution des Patienten Rücksicht nehmen: Morgenmenschen, Frühaufsteher werden schon um 8 oder 9 Uhr gut regulieren. Abendmenschen dagegen werden in ihrem physischen Verhalten eine solch frühe Stunde noch als »mitten in der Nacht« empfinden. Sie können auch um 11 oder 12 Uhr noch gut gemessen werden.

Untersuchungsraum

Die Temperatur im Untersuchungsraum muß 20–22°C betragen. An den wenigen heißen sommerlichen »Hundstagen«, an denen auch nachts keine Abkühlung zustande kommt, sollte man auf Wärmemessungen ganz verzichten, denn schwitzende Menschen sind nicht meßbar.

In südlichen, wärmeren Ländern sind die Bewohner übrigens von vornherein auf wärmere Außentemperaturen eingestellt, so daß sich hier die Meßbarkeitsgrenzen zwanglos nach oben verschieben.

Die Luftfeuchtigkeit (Thermometer und Hygrometer sind fast die einzigen notwendigen Anschaffungen für den Meßraum) darf 60% nicht übersteigen, da bei höherer Luftfeuchte die Schweißsekretion einsetzt. In unseren zentralgeheizten Praxisräumen wird sich dieses Problem aber kaum stellen.

Musterblatt

Praxisanschrift   Datum

Sehr geehrte _____

Sie haben sich für den _____ Uhr

zu einer thermographischen Untersuchung angemeldet. Das beiliegende Informationsblatt informiert Sie über die Methode.
Eine zuverlässige Aussage vermag die Thermographie aber nur dann zu geben, wenn Sie die folgenden Hinweise genau beachten:

1. Kommen Sie ruhig und entspannt zur Untersuchung, nicht abgehetzt, nicht erhitzt, nicht abgekühlt.
2. Zwecks Anpassung an die Raumtemperatur müssen Sie schon 1/2 Stunde vor der Messung da sein.
3. Nehmen Sie ab 48 Stunden vor der Untersuchung keine Medikamente mehr ein (Schlafmittel, Beruhigungsmittel, Schmerzmittel, Abführmittel etc. Auch keine Homöopathika).
   Medikamente, deren Einnahme nicht unterbrochen werden darf (z.B. Diabetes-, Asthma-, Herzmittel) müssen Sie selbstverständlich weiternehmen. Fragen Sie am besten in diesem Fall vorher telefonisch bei uns an, damit wir Sie zweckdienlich beraten können.
4. Am Tage der Untersuchung bitte keinen Bohnenkaffee, keinen schwarzen Tee, keinen Alkohol trinken und keinesfalls rauchen, denn das würde Ihre Durchblutung so verändern, daß eine Wärmemessung sinnlos würde. Ebenfalls nicht duschen oder kalt waschen, keine Kosmetika und keinen Körperspray anwenden.
5. Tragen Sie zur Untersuchung eine bequeme, leicht abstreifbare Kleidung (keinen Büstenhalter, keinen Hüftgürtel, lockeres Gurtband). Die Unterarme sollten durch lange Ärmel bedeckt sein. Vermeiden Sie Kunstfasern.
6. Bringen Sie, wenn möglich, zur Untersuchung alle ärztlichen und zahnärztlichen Befunde des letzten Jahres mit. Unbedingt mitzubringen ist ein vollständiger Röntgenstatus der Zähne (OPG-Aufnahme).

Diese geräteintensive und zeitaufwendige Untersuchung ist keine Kassenleistung. Vereinbaren Sie daher vor der Untersuchung das Honorar mit uns.
Sollten Sie den vereinbarten Termin nicht einhalten können, sagen Sie bitte rechtzeitig ab, damit wir die für Sie reservierte Zeit an andere Patienten vergeben können.

Mit freundlichem Gruß

Zur Information für den Patienten

Thermographie

ist nichts anderes als Wärmemessung. Schon die alten Ärzte erfühlten mit dem Handrücken auf der Körperoberfläche ihres Patienten besonders heiße oder besonders kalte Hautstellen und schlossen daraus auf entzündliche oder degenerative Erkrankungen in den darunterliegenden Organen. Heute sind wir in der Lage, uns diese alten Erfahrungen mit Hilfe moderner Technik nutzbar zu machen. Elektronische Thermofühler ermitteln in Sekundenschnelle und mit großer Genauigkeit das »Temperaturmuster« der menschlichen Haut – unbestechlich und unverfälscht. Ein angeschlossener Schreiber zeichnet die ermittelten Werte auf. So läßt sich mit geübten Blicken jede Abweichung vom physiologischen Normwert auffinden und als entzündliche oder degenerative Veränderung im neural-zugehörigen Segment deuten.

Eine erhebliche Erweiterung und Bereicherung erfährt diese so einfache und unschädliche Diagnostik, wenn man die wesentlichsten und für den Arzt interessantesten Meßstellen nicht nur einmal durchmißt, sondern zweimal, nämlich vor und nach einer Abkühlung. Auf diese Weise wird der Körper zu einer Wärmeregulation gezwungen, jede Körperstelle muß auf diesen Reiz hin ihre Temperatur verändern. Aus diesen Reaktionen lassen sich weitere wichtige diagnostische Hinweise gewinnen, sowohl was die Reaktionsfähigkeit des Organismus im ganzen anbelangt als auch im Hinblick auf jede einzelne gemessene Körperstelle:

Finden wir über diesem oder jenem Organ eine normale Regulation, eine verminderte oder überschießende? Und da jede Hautpartie durch einen nervalen Reflexbogen, der über das Rückenmark läuft, mit den zu seinem Segment gehörenden inneren Organen verbunden ist, kann man aus dem Regulationsverhalten der Haut auf den Funktionszustand des entsprechenden Organs schließen. So ergibt unsere Thermoregulations-Diagnostik ein Mosaik von Einzelwerten, das in der Auswertung durch den geschulten Arzt wertvolle Einblicke in den Gesamtzustand des Organismus und seine Funktionsfähigkeit vermittelt.

Bei Problempatienten ergibt sich oft ein Hinweis auf ein bisher noch nicht erkanntes Leiden, auf verborgene Krankheitsursachen, auf gefährliche Auswirkungen. Es lassen sich Zusammenhänge zwischen einem Herd (z.B. kranke Zähne, Nebenhöhlen, Mandeln, Blinddarm) und dem chronischen Leiden erkennen. Das Wichtigste und Erstaunlichste aber ist, daß diese Wärmeveränderungen erste Anzeichen einer Funktionsstörung sind, erkennbar oft schon Jahre vor dem Auftreten eines vom Patienten bemerkten oder klinisch nachweisbaren Leidens. Schon jungen, sich gesund fühlenden Menschen kann man auf Grund ihres Thermogramms sagen, wo die Schwachstellen ihres Organismus zu finden sind. So ist die Thermographie die einzige, echte »Vorsorgeuntersuchung«, die Krankheiten verhüten hilft. Sie ist aber auch eine wertvolle Hilfe bei der Kontrolle einer durchgeführten Therapie, da man im Thermogramm den Fortschritt der Gesundung verfolgen kann.

Bei der Aufstellung des Meßplatzes ist darauf zu achten, daß er sich nicht zu dicht an Kühle abstrahlenden Betonwänden oder Hitze abstrahlenden Heizkörpern befindet. Ebenso muß natürlich Zugluft vermieden werden, z.B. von der Türe zum Fenster oder im Bereich einer Klimaanlage.

Wartet der Patient im allgemeinen Wartezimmer, verbringt er dort seine Adaptationszeit und betritt erst kurz vor der Messung den Untersuchungsraum, so müssen die Temperaturen beider Räume übereinstimmen.

Der Sitzplatz im Wartezimmer darf ein üblicher Stuhl oder Sessel sein. Als Sitz während der Untersuchung sollte aber ein Hocker ohne Lehne verwandt werden, damit nicht durch ein unwillkürliches Anlehnen der Rücken erwärmt wird. Die Rückentemperaturen müssen unbeeinflußt bleiben, wie alle anderen Körperregionen auch. Aus dem gleichen Grund mißt man auch nicht im Liegen, sondern im Sitzen oder Stehen.

Adaptationszeit

Wenn der Patient die Praxis betritt, kommt er aus einem anderen Milieu, durch eine andere Außentemperatur. Er muß sein Wärmeverhalten erst auf die Praxistemperatur einstellen. Aber nicht nur physisch, auch psychisch ist eine Umstellung notwendig. Er muß sich adaptieren, und er muß seinen Alltag »abschalten«.

An kalten Wintertagen und nach Hetze, Hektik und Aufregung wird das länger dauern (bis zu einer Stunde). Bei gemäßigter Klimalage und in ruhiger Morgenstimmung genügt eine halbe Stunde. Die Nacht und das Frühstück in einem Hotel, der Routine des eigenen Haushaltes entrückt, können erheblich zu einer gewissen Gelöstheit beitragen.

Der zu Messende sollte versuchen, sich ganz zu entspannen. Dabei werden ihm eine ruhige, freundliche Atmosphäre und, nach einer kurzen Begrüßung und Erklärung des Meßganges, ein Sich-selbst-Überlassensein helfen. Wir brauchen unseren Patienten in einer entspannten Stimmung und in einer ausgeglichenen vegetativen Situation.

Keinesfalls dürfen während der Adaptation Gespräche geführt werden, vor allem sollte die Anamnese nicht erhoben werden. Es ist bekannt, wie sehr die Schilderung des eigenen Leidens immer wieder aufwühlt, wie leicht kommen da die Tränen. Und die Spannung, in diesem entscheidenden Augenblick nur ja nichts Wichtiges zu vergessen, wird der anzustrebenden inneren Ruhe ebenfalls entgegenstehen.

Andererseits: Kranke sind empfindlich. Leicht kann eine allzu knappe Begrüßung, womöglich nicht einmal durch den Arzt selbst, zu verärgerten Gedanken Anlaß geben. Der Doktor selbst sollte darum dem eingetroffenen Patienten erklären, warum vor der Untersuchung kein längeres Gespräch geführt wird, warum und wie lange er warten muß, warum vielleicht andere Patienten vor ihm aus dem Wartezimmer aufgerufen werden und daß eine ganz ausführliche Besprechung nach der Messung stattfinden wird. Man sollte ihn bitten, sich um eventuelle andere Patienten (kein volles Wartezimmer!) möglichst wenig zu kümmern, sondern ganz zu entspannen. Eine leichte Lektüre kann erlaubt werden, falls der Patient kein Brillenträger ist. Denn die Brille muß während der Wartezeit abgenommen werden. Der Brillensteg würde genau auf der Nasenwurzel sitzen, die ein wichtiges Meßareal ist. Ein Aufheizen dieser Meßstelle wäre unvermeidlich. Schwere Lektüre oder gar geistige Arbeit dagegen sind zu verhindern.

Vor dieser Adaptationszeit werden Haare, die die Stirn oder die Ohren bedecken, zurückgestrichen und festgeklammert. Gürtel und Hosenbund sind zu lockern, ein enger Kragen ebenfalls.

Kindern kann ein Bilderbuch, ruhiges Vorlesen oder Märchenerzählen der Mutter gut tun und sie am Umherspringen hindern. Am wichtigsten aber ist für Kinder, daß sie genau wissen, was gemacht werden soll. Sind ängstliche Erwachsene schon beklommen vor einem ihnen unbekannten Untersuchungsgang, um wieviel mehr dann Kinder. Am besten zeigt man ihnen, falls möglich, schon an einem der vorhergehenden Tage das Untersuchungszimmer, den Sitzplatz, das tickende Gerät, den Fühler, dessen Aufsetzen auf die Haut des Kindes demonstriert werden sollte. Nach einer solchen Vorbereitung werden auch ängstliche und unruhige Kinder leicht und exakt zu messen sein *(Tab. 2)*.

Tab. 2

Meßbedingungen in der Praxis	
Meßzeit:	Vormittags messen.
Meßraum:	Temperatur 20–22 °C. Luftfeuchte nicht mehr als 60%. Entspannte Atmosphäre.
Meßplatz:	Ein Hocker ohne Lehne, fern von Wärme- oder Kältestrahlung, fern von Zugluft, frei von Unruhe, Lärm und Irritation.
Gespräche:	Begrüßung, Erklärung der beabsichtigten Messung, dann Ruhe und Entspannung. Keine Anamneseerhebung in der Wartezeit. Keine Patientengespräche untereinander.
Vorbereitung:	Gürtel und enge Kleidung lösen, Haare zurückstecken, Brille abnehmen.

Die Meßareale

Um vergleichbare Thermogramme zu erhalten ist es notwendig, einen einheitlichen Meßgang einzuhalten. Zwar ist prinzipiell die Temperaturmessung an jeder Stelle des Körpers möglich, und individuelle Spezialprogramme sind jederzeit nach eigenen Wünschen des Untersuchers durchführbar. Doch sollte als Erstuntersuchung, als allgemeine Diagnostik, ein Standard-Schema, das die wichtigsten Meßstellen des Gesamtorganismus enthält, durchgeführt werden. Hier bewährt sich seit Jahren das

31

von *A. Rost* erarbeitete Standard-Thermogramm *(Abb. 6)*. Es erfaßt 60 Meßstellen, die an den markantesten und informativsten Regionen des Körpers lokalisiert sind. Dieses Schema sollte man sich einprägen, was nicht schwer ist, da es sich logisch von kranial nach kaudal, von oben nach unten entwickelt. Die stete Durchführung des gleichen Meßganges hat einmal den Vorteil, daß sich die Reihenfolge einprägt, zum anderen wird man auch nach Jahren noch die Thermogramme eines Patienten, oder die Thermogramme mehrerer Patienten miteinander vergleichen können.

Standard-Meßareale

Es ist ein Kompromiß zwischen Möchten und Können, wenn hier 60 Meßstellen erfaßt werden. Einerseits ist es erstrebenswert, so viele Informationen wie möglich in der kurzen Meßzeit zu gewinnen, andererseits ist die zur Verfügung stehende Zeit eng begrenzt, so daß noch mehr Meßwerte nicht zu erzielen sind. Die Erfahrung hat gezeigt, daß sich dieser Kompromiß bewährt: Diese 60 Messungen, von denen 30 im Kopf- und Halsbereich vor dem Entkleiden erfaßt werden können, die restlichen 30 sofort danach, sind mit einem genügend rasch ansprechenden Fühler noch innerhalb der »Totzeit«, also vor Einsetzen der durch die Regulation bedingten Veränderungen der Wärmewerte, gut zu schaffen. Und die so gewonnene Information ist umfassend genug, um eine Ganzkörperdiagnostik in ihren wesentlichsten Zügen erstellen zu können.

Dieses Standard-Schema nach *A. Rost* ist auch auf den Schreiberblättern eingetragen, auf denen die Thermogramme geschrieben werden. Am oberen Rand des Blattes stehen die Meßstellen in Abkürzungen angegeben. Diese Abkürzungen waren aus rein räumlichen Gründen notwendig. Die Lymphbahn des Halses wurde sogar numeriert, da sich für so lange Bezeichnungen wie »submandibulär« oder »supraclaviculär« nur recht untypische Abkürzungen hätten finden lassen. Ferner wurden die paarig angeordneten Meßareale numeriert, und zwar mit ungeraden Zahlen für die stets zuerst zu messende rechte Seite und mit geraden Zahlen für die linke Seite. So ist KH1 die rechte Kieferhöhle, KH2 die linke. Es gibt vier Herzmeßwerte: He 1 und 3 rechts, 2 und 4 links. So ist bei der späteren Auswertung ein rascher Überblick zu erhalten.

Im Folgenden sollen die Meßstellen im einzelnen nach ihrer Lokalisation beschrieben werden *(Abb. 7–9)*:

32

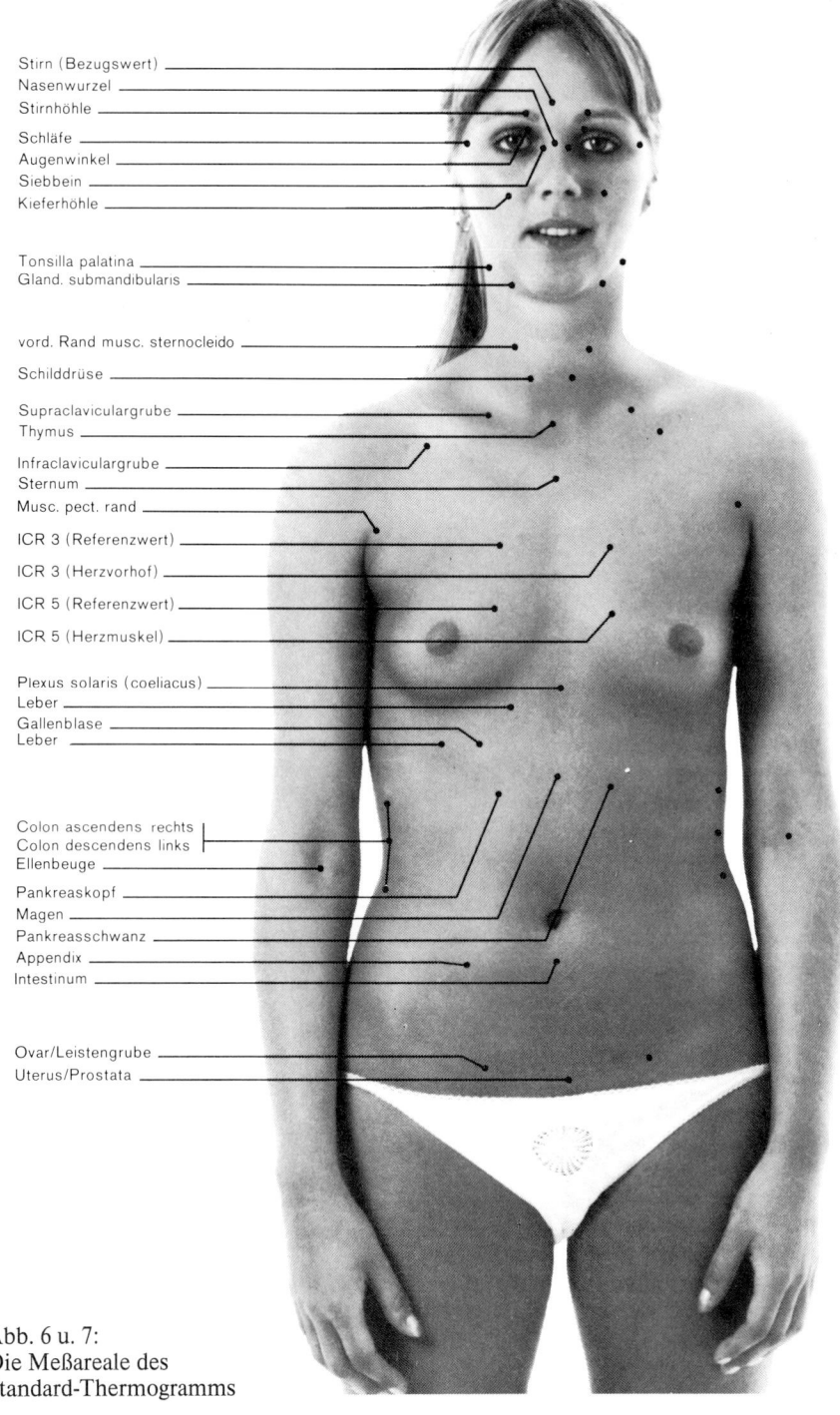

Stirn (Bezugswert)
Nasenwurzel
Stirnhöhle
Schläfe
Augenwinkel
Siebbein
Kieferhöhle

Tonsilla palatina
Gland. submandibularis

vord. Rand musc. sternocleido

Schilddrüse

Supraclaviculargrube
Thymus

Infraclaviculargrube
Sternum
Musc. pect. rand
ICR 3 (Referenzwert)
ICR 3 (Herzvorhof)
ICR 5 (Referenzwert)
ICR 5 (Herzmuskel)

Plexus solaris (coeliacus)
Leber
Gallenblase
Leber

Colon ascendens rechts
Colon descendens links
Ellenbeuge
Pankreaskopf
Magen
Pankreasschwanz
Appendix
Intestinum

Ovar/Leistengrube
Uterus/Prostata

Abb. 6 u. 7:
Die Meßareale des
Standard-Thermogramms

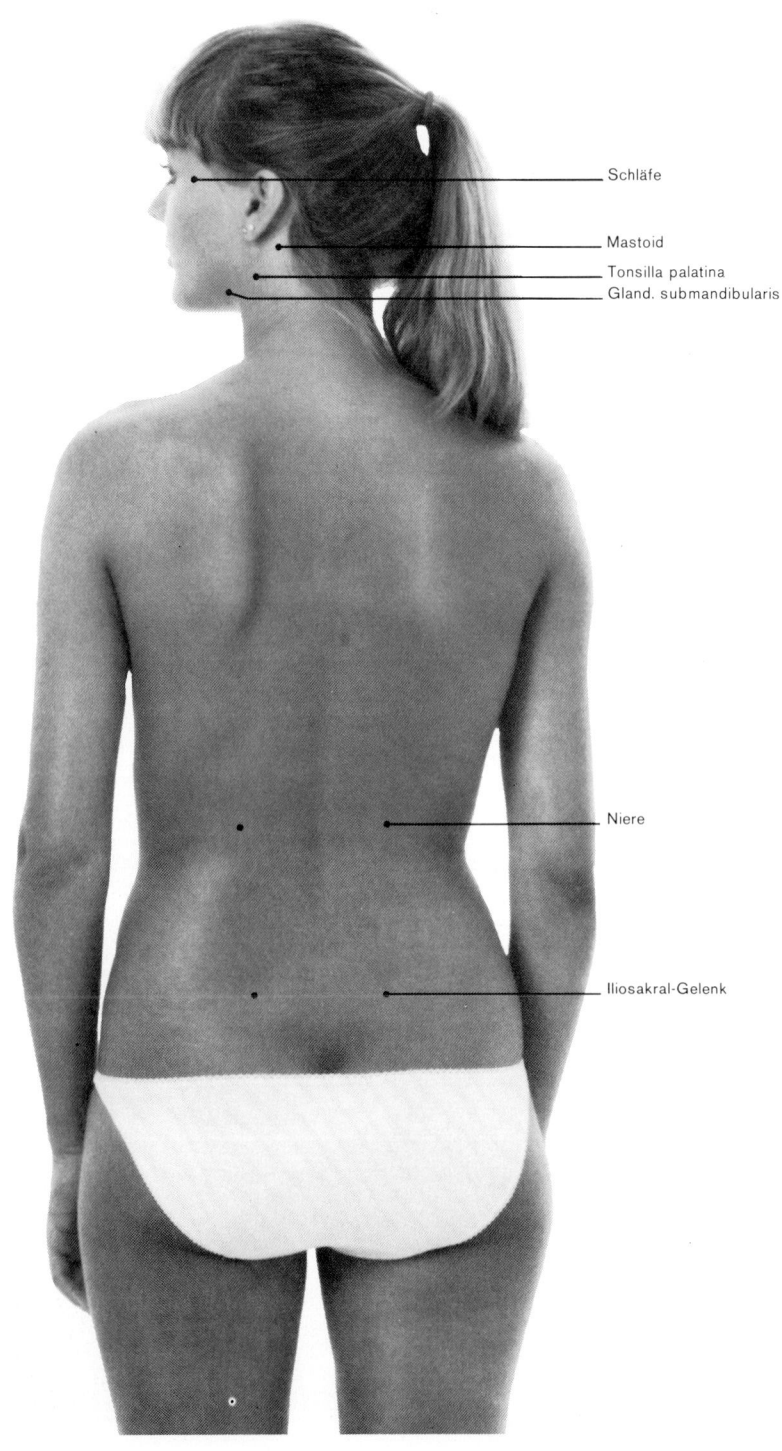

Schläfe

Mastoid

Tonsilla palatina

Gland. submandibularis

Niere

Iliosakral-Gelenk

Abb. 7

St = Stirn (Glabella)
Diese Meßstelle befindet sich in Stirnmitte. Wenn der tastende Finger von der Nasenwurzel genau in der Stirnmitte nach oben streicht, durchwandert er eine flache, mehr oder weniger ausgeprägte Grube, ehe sich der Hauptteil der Stirn wulstförmig vorwölbt. Genau in dieser kleinen Grube wird der Stirnwert gemessen.

NW = Nasenwurzel
Diese Meßstelle befindet sich wieder genau in der Mittellinie, und zwar an der tiefsten Stelle der Nasenwurzel.

El 1 und 2 = Ellenbeugen rechts und links
Diese Stelle sollte sich genau in der Beugefalte des Ellenbogens befinden. Da aber gerade hier die großen Venen deutlich sichtbar unter der Haut verlaufen, ist es wichtig, zum Messen eine Stelle zu finden, die nicht auf, sondern zwischen den Venen liegt. Und da diese Stelle viermal gemessen wird, am Anfang und am Ende des Standardthermogramms, jeweils vor und nach Abkühlung, da sie ferner bei unserer Auswertung eine besonders wichtige Rolle spielt, ist es zweckmäßig, sich hier einen kennzeichnenden Punkt mit einem Filzschreiber zu setzen. Denn wo wir im Bereich der Ellenbeuge die Meßstelle wählen ist weniger wichtig, als daß wir sie bei jeder weiteren Messung exakt wiederfinden.

SH 1 und 2 = Stirnhöhle rechts und links
Am oberen Rand der Augenbraue in seinem nasenwärts gelegenen Drittel (Austrittsstelle des Nerv. supraorbit.)

S 1 und 2 = Schläfe rechts und links
In Verlängerung des äußeren Augenwinkels im Zentrum der Schläfenpartie gelegen. Auch hier nicht auf einem sichtbaren Gefäß messen!

Aw 1 und 2 = Augenwinkel rechts und links
Dieses Meßareal liegt am Übergang von der Nasenwurzel in die Augenbraue, und zwar in der Tiefe der Höhlung.
Da der Meßfühler stets senkrecht zur gemessenen Haut aufgesetzt werden soll, wird man ihn an dieser nicht ebenen Stelle schräg ansetzen müssen, von unten nach oben, ein wenig nach innen geneigt, ohne Druck auf das weiche Gewebe der Augenhöhle.

M 1 und 2 = Mastoid, also Warzenfortsatz rechts und links
Bei weggestrichenem Haar tastet der Finger hinter und unter dem Ohr den Warzenfortsatz des Schädels. Auf dieser markanten knöchernen Stelle wird der Fühler wieder exakt senkrecht zur Haut aufgesetzt.

Sie 1 und 2 = Siebbein rechts und links
An den Seiten des oberen Nasenrückens tastet man die knöchernen Wülste des Nasenbeines. Der Fühler wird auf die obere Wölbung aufgesetzt, wiederum senkrecht zur Auflagenfläche. Diese Meßstelle ist der Meßstelle Augenwinkel sehr benachbart. Kaum 2 cm Entfernung liegen zwischen ihnen. Und doch zeigen diese beiden Meßareale oft mehrere Temperaturgrade Unterschied.

KH 1 und 2 = Kieferhöhle rechts und links
Der Patient blickt geradeaus, der Jochbogen unterhalb der Augenhöhle wird abgetastet: etwa senkrecht unter der Pupille fühlt man eine Unebenheit (Austrittsstelle des

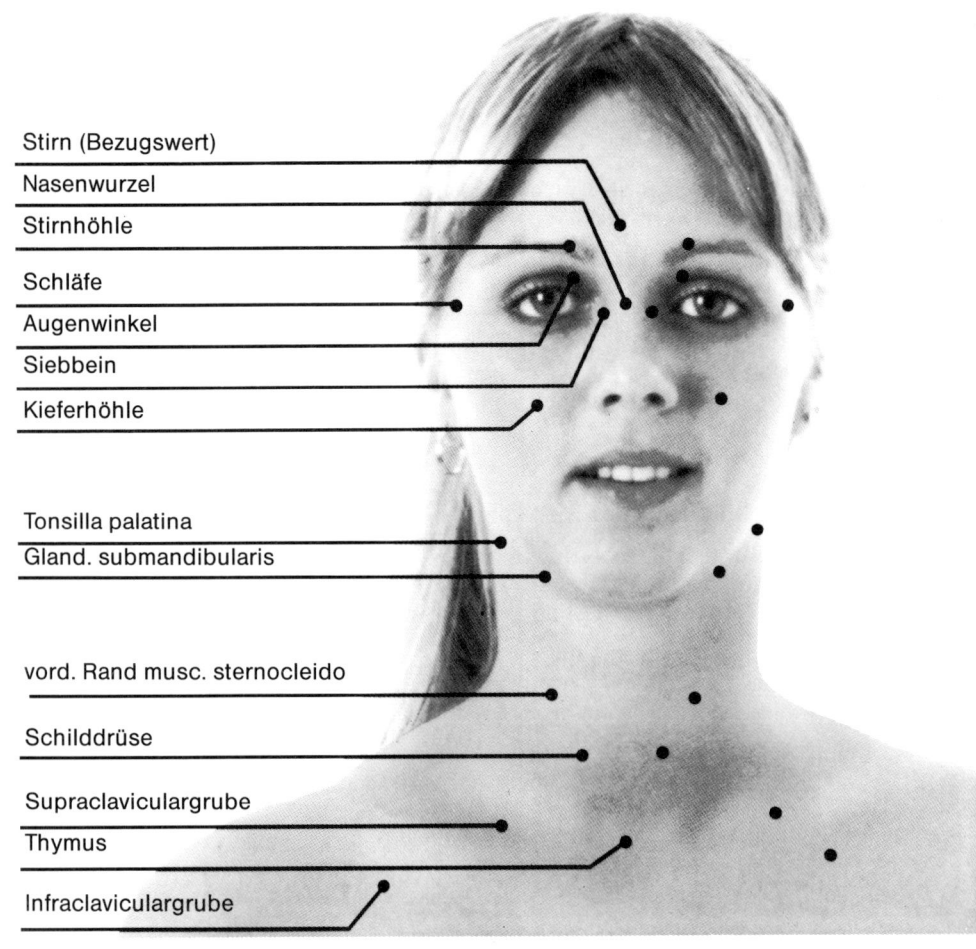

Stirn (Bezugswert)

Nasenwurzel

Stirnhöhle

Schläfe

Augenwinkel

Siebbein

Kieferhöhle

Tonsilla palatina

Gland. submandibularis

vord. Rand musc. sternocleido

Schilddrüse

Supraclaviculargrube

Thymus

Infraclaviculargrube

Abb. 8: Die Meßareale des Gesichtes und Halses

36

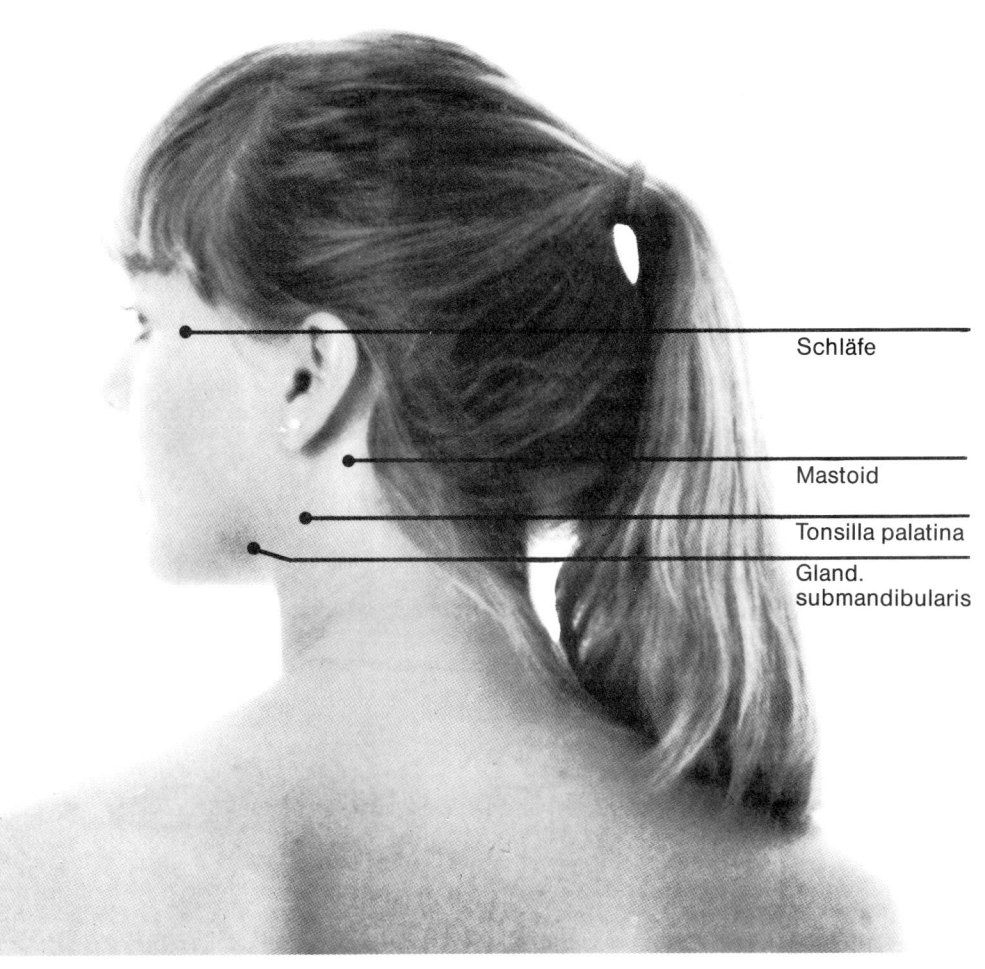

Schläfe

Mastoid

Tonsilla palatina

Gland.
submandibularis

Abb. 9: Meßareale im lateralen Bereich

Nerv. maxillaris). Über dieser Unebenheit wird gemessen, wieder mit schräg nach oben gerichtetem Fühler gegen die Unterkante des Jochbeines.

T 1 und 2 = Tonsillen rechts und links
Die Gegend der Gaumenmandeln wird unter dem Kieferwinkel erfaßt. Man setzt den Meßfühler auf das weiche Gewebe des Halses.

L 1 - 8 = Lymphbahn

L 1 und 2 = Submandibulargegend rechts und links
Sie ist in der Mitte des Unterkiefers auf dem weichen Gewebe unterhalb des Kieferknochens zu messen. Auch bei dieser Messung wird der Fühler schräg aufwärts gerichtet.

L 3 und 4 = Musculus sternocleidomastoideus, großer Kopfwendemuskel
Die Meßstellen liegen am Vorderrand des Muskels, und zwar etwa in der Mitte seiner vollen Länge.

L 5 und 6 = Obere Schlüsselbeingrube
Man mißt an der tiefsten Stelle der Einsenkung oberhalb des Schlüsselbeines. Hier wird man zweckmäßigerweise den Fühler schräg von oben aufsetzen müssen.

L 7 und 8 = Untere Schlüsselbeingrube
Diese Meßstellen sind unterhalb des Schlüsselbeins etwas außerhalb der Mitte zwischen Schultergelenk und Brustbein zu erfassen.

SD 1 und 2 = Schilddrüse rechts und links
Wo sich der große Kopfwendemuskel dem Ansatz am Brustbein nähert, lokalisieren wir diese Meßstelle, jeweils am Vorderrand des Muskels.

Thy = Thymusdrüse
Diese Meßstelle ist leicht zu finden: sie liegt in der Grube oberhalb des Brustbeines, genau in der Mitte.

Ste = Sternum, also Brustbein
Das Brustbein hat in seinem oberen Anteil zwischen den Ansätzen der Schlüsselbeine eine ebene Fläche, das Manubrium sterni. In der Mitte dieser Fläche genau in der Mittellinie wird gemessen.

mp = Musculus pectoralis, großer Brustmuskel rechts und links
Die Messung erfolgt da, wo die Axillarfalten auslaufen.

He 1 und 2 = obere Herzwerte rechts und links
Diese beiden Meßwerte werden im 3. Zwischenrippenraum 3 Querfinger (Patientenfinger!) von der Mittellinie entfernt genommen. Als kleine Hilfe zum Abzählen der Rippen: Der Angulus Ludovici, der deutliche Wulst, der quer über das Brustbein läuft, entspricht dem Ansatz der 2. Rippe. Direkt darunter befindet sich der 2. Zwischenrippenraum.

He 3 und 4 = untere Herzwerte rechts und links
Sie sind im 5. Zwischenrippenraum zu messen, wiederum 3 Querfinger von der Mittellinie entfernt.

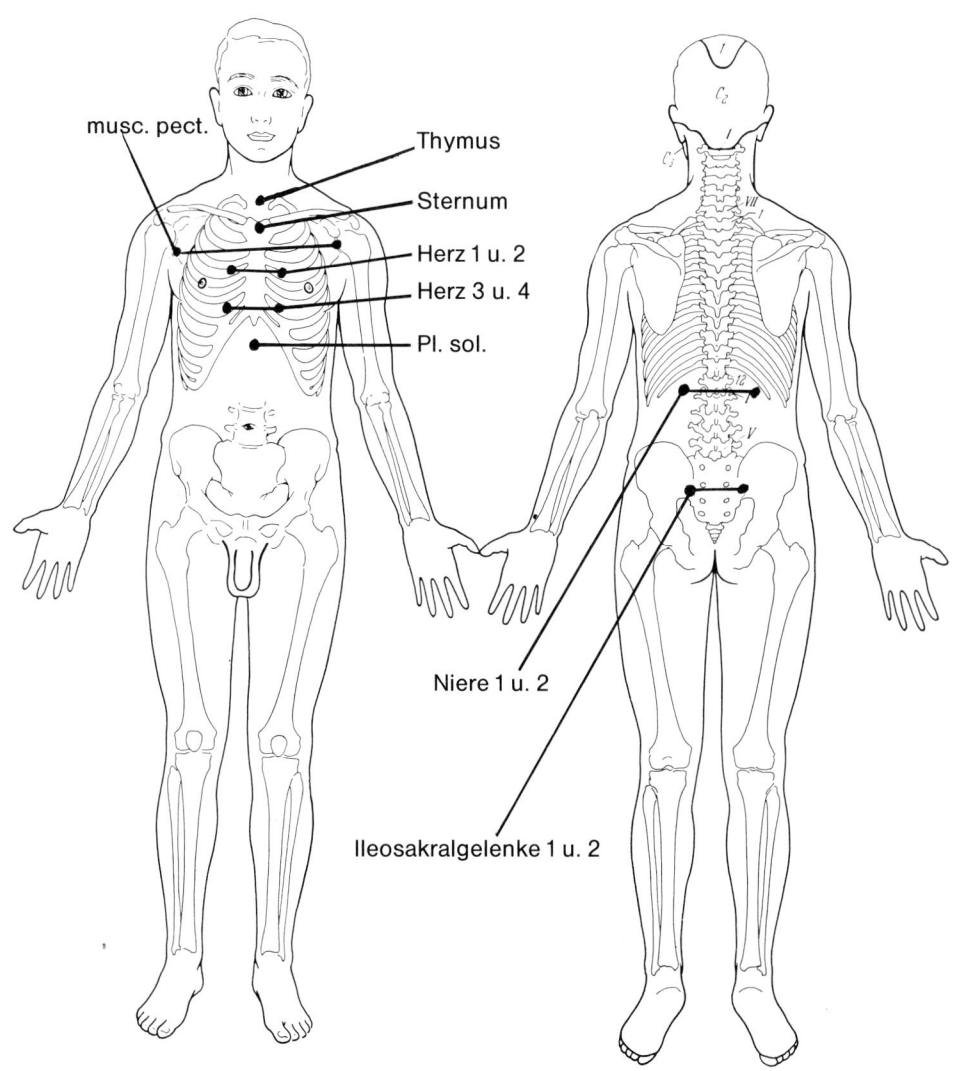

musc. pect.

Thymus

Sternum

Herz 1 u. 2

Herz 3 u. 4

Pl. sol.

Niere 1 u. 2

Ileosakralgelenke 1 u. 2

Abb. 10: Meßareale am knöchernen Skelett

Sol = Plexus solaris, das Sonnengeflecht der großen Bauchnerven
Da, wo das Brustbein mit seinem Schwertfortsatz zu Ende ist, wird in der weichen Grube zwischen den sich auseinanderbiegenden Rippen gemessen.

Ma = Magen
Auch diese Meßstelle liegt, wie die vorige, genau in der Mittellinie des Oberbauches, und zwar auf der Hälfte zwischen Schwertfortsatz und Nabel.

Le 1 und 3 = Leber
Beide Meßstellen liegen rechts von der Mittellinie und sind darum mit ungeraden Nummern bezeichnet. Beide liegen am Unterrand der letzten Rippe, Le 1 etwa in der Mamillarlinie, Le 3 drei (Patienten)-Querfinger weiter seitwärts.

Gbl = Gallenblase
Wir nehmen diese Meßstelle unterhalb der beiden Lebermeßstellen, und zwar so, daß diese drei Meßstellen ein gleichschenkliges Dreieck bilden.

Pa 1 und 2 = Pankreas rechts und links, Bauchspeicheldrüse
Diese Meßstellen liegen symmetrisch rechts und links der Mittellinie, wobei wir die rechte auf den Kopf der Drüse, die linke auf ihren Schwanz beziehen. Sie werden auf halber Höhe zwischen Magenmeßareal und Nabel erfaßt, jeweils 3 Querfinger seitlich der Mittellinie.

Int = Intestinum, Dünndarm
Es wird wieder genau in der Mittellinie gemessen, 2 Querfinger unterhalb des Nabels. Die Stelle entspricht der stärksten Rundung eines »Bäuchleins«.

Da 1 – 6 = Dickdarm
In diesem Fall werden zuerst alle drei auf der rechten Seite gelegenen Meßwerte aufgezeichnet, also Da 1, 3 und 5, danach auf der linken Seite Da 2, 4 und 6. Das hat sich so bewährt, weil dann nicht mit dem Fühler von rechts nach links und von links nach rechts hinübergewechselt werden muß. Der Weg wäre zu weit und zeitraubend. So mißt man besser erst die drei rechten, dann die drei linken Meßstellen durch. Sie liegen sehr weit seitlich, wo sich unterste Rippe und Hüftknochen am nächsten sind. Die jeweils obere Meßstelle liegt direkt unter der letzten Rippe, die untere direkt über dem Hüftkamm, die mittlere genau dazwischen.

App = Appendix, Wurmfortsatz, der »Blinddarm«
Auf der Mitte der Strecke zwischen Nabel und Hüftknochen-Ecke (Spina iliaca) liegt der *MacBurney'sche* Punkt; diese Taststelle für den Wurmfortsatz ist auch unsere Meßstelle.

Ut/Pro = Uterus bei der Frau, Prostata beim Mann
Dieses Meßareal suchen wir in der Mittellinie des Unterbauches direkt über der Schamhaargrenze. Das wird beim Mann etwas höher, bei der Frau etwas tiefer sein.

Ov 1 und 2 = Ovarien, besser Leistenbeugen rechts und links
In den Leistenbeugen findet sich das Lymphabflußgebiet des kleinen Beckens und damit auch der Keimdrüsen. Wir messen dieses Areal in der Mitte zwischen Hüftkamm und Schambeinfuge rechts und links.

Nie 1 und 2 = Nieren rechts und links
Wir suchen diese Meßstellen am Rücken etwa da, wo die Nieren tatsächlich liegen: am Unterrand der letzten Rippe etwa handbreit (Patientenhand) neben der Mittellinie.

NN 1 und 2 = Nebennieren rechts und links bzw.
Isg 1 und 2 = Iliosacralgelenke rechts und links
Die Nebennierenareale wären nur 2 Querfinger oberhalb der Nierenareale zu suchen. Doch wird immer häufiger diese Messung verlassen zugunsten der Iliosakralgelenke, wo »das Grübchen« eine markante und aussagekräftige Meßstelle bietet.

El 1 und 2 = Ellbeugen rechts und links
Zum Abschluß der Messung werden noch einmal die Ellenbeugen gemessen, genau an den gleichen Stellen wie zu Anfang.

Alle diese Meßstellen sind eigentlich schwieriger zu beschreiben und zu lesen, als sie zu finden sind. Anfänger werden die beschriebenen Meßareale an sich selbst oder an Angehörigen abtasten und sich einprägen, um sie dann am Patienten leicht zu finden. Keinesfalls soll diese Beschreibung dazu dienen, dieses Abtasten nach Lektüre am Patienten unmittelbar vor der Messung vorzunehmen. Das würde eine Irritation des Wärmemusters bedeuten, die nicht wieder gutzumachen wäre. Der Patient und seine Haut müssen am Untersuchungstag völlig unbe»hand«elt bleiben – und unabgekühlt selbstverständlich.

Hinweis: Anfänger, die sich noch unsicher fühlen, können den Patienten am Vorabend bestellen, um die Meßareale exakt zu ertasten und mit einem Filzschreiber leicht zu markieren.

Mamma-Meßareale

Bei jeder Patientin sollte die Messung der Brust durchgeführt werden, denn es wäre unverzeihlich, wenn hier wichtige Symptome übersehen würden.

Bewährt hat sich folgendes Schema, das aus neun Messungen auf jeder Seite besteht *(Abb. 11):*

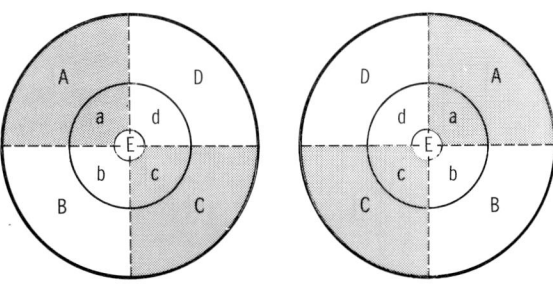

Abb. 11:
Die Mamma-Meßareale

41

Beginnend im oberen äußeren Quadranten (A) über den unteren äußeren Quadranten (B) zum unteren inneren Quadranten (C) und schließlich endend im oberen inneren Quadranten (D). Das bedeutet: auf der rechten Brust gegen den Uhrzeiger, auf der linken Brust im Uhrzeigersinn. Die Beschreibung, wo im jeweiligen Quadrantenbereich die Meßstelle zu liegen hat, ist insofern nicht leicht, als jede Brust eine andere Größe, eine andere Form hat. Nimmt man die Mamma als einen Kreis an, so wäre die Mitte des jeweiligen Radius die geeignete Stelle.

Der gleiche Rundgang wiederholt sich noch einmal innerhalb des Warzenhofes. Auch er kann sehr unterschiedlich breit sein. Ist er breit, setzt man den Fühler in die Mitte seiner Breite. Ist er schmal, so ist nur ein Aufsetzen dicht neben der Brustwarze möglich. Wir bezeichnen diese Meßstellen des Warzenhofes mit den gleichen, aber klein geschriebenen Buchstaben: a, b, c und d. Zur letzten Messung einer jeden Brust wird der Fühler in der Mitte der Brustwarze aufgesetzt (E).

Zahn-Meßareale

In vielen Fällen wird es notwendig sein, außer der Ganzkörpermessung auch das Programm der Zahnmesssung durchzuführen. Für sich allein ist diese Zahnmessung wertlos, denn die diagnostischen Schlüsse, die wir suchen, ergeben sich nur aus dem Vergleich des Zahnthermogramms mit dem Ganzkörperthermogramm.

Die Messung der einzelnen Zähne in der Mundhöhle direkt wird zwar in absehbarer Zeit möglich sein, aber das wichtigste Diagnostikum, die Prüfung der Regulation, ist in dem warmen Innenraum der Mundhöhle nicht zu erreichen. Daher messen wir auf der äußeren Haut.

Gemessen wird bei geschlossenem Mund im Bereich der Lippensegmente in Höhe der Zahnkronen. Begonnen wird die Meßreihe im Oberkiefer rechts im Bereich des Weisheitszahnes. Von hier bis zur Oberlippenmitte werden 8 Messungen in gerader Linie durchgeführt. Im Frontzahnbereich liegen diese Meßstellen wenig oberhalb des Lippenrotes. Dann folgen weitere 8 Messungen von der Oberlippenmitte nach links bis zum dortigen Weisheitszahn. Genauso erfolgt anschließend die Unterkiefermessung: wieder rechts beginnend im Weisheitszahngebiet in Höhe der Zahnkronen 8 Messungen bis zur Unterlippenmitte, (hier wieder wenig unterhalb des Lippenrotes), und von dort weitere 8 Messungen bis in das linke Weisheitszahngebiet *(Abb. 12)*.

Die Zahnmedizin teilt das Gebiß in 4 Quadranten ein und kennzeichnet die Zähne von jeweils dem mittleren Schneidezahn 1 bis zum Weisheitszahn 8. Also:

			1								2				
18	17	16	15	14	13	12	11	21	22	23	24	25	26	27	28
48	47	46	45	44	43	42	41	31	32	33	34	35	36	37	38
			4								3				

Unsere Messung kann diesem Schema jedoch nicht folgen, weil das sich daraus ergebende Bild sehr irritierend wäre. Wir messen:

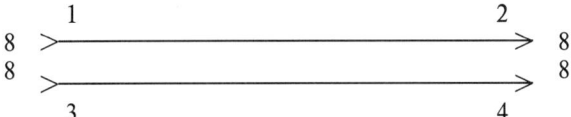

So ergibt sich im Normalfall eine ebenmäßige, harmonische Kurve, die die Beurteilung leichter macht.

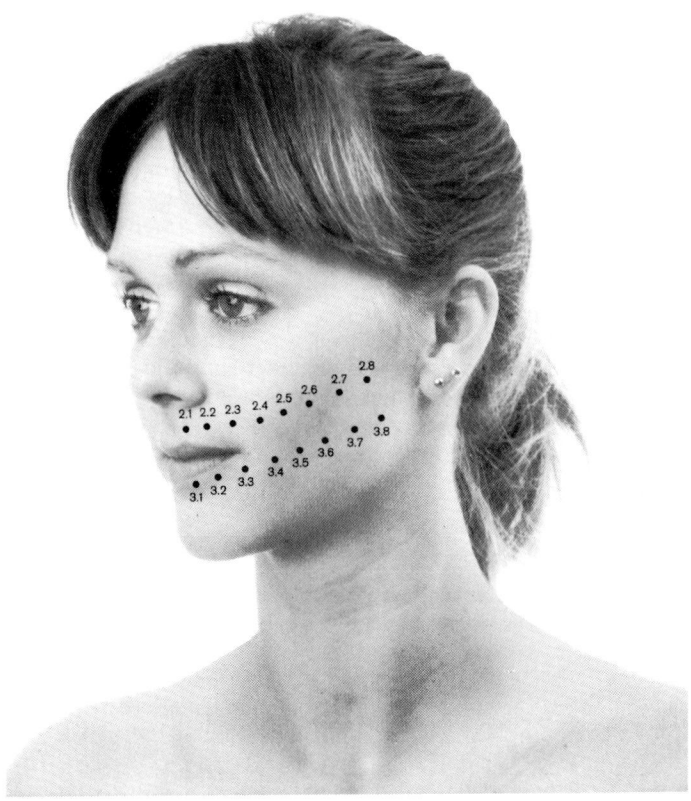

Abb. 12: Zahn-Meßareale

Die Messung

Nach ausreichender Adaptationszeit *(s.S. 30)* wird der Patient auf den Hocker nahe dem Thermographiegerät gebeten. Auch hier bleibt er noch ca. 10 Minuten ruhig sitzen. In dieser Zeit wird das Gerät – das schon seit geraumer Zeit eingeschaltet sein sollte – vorbereitet: Das erste Schreiberblatt wird eingeschoben, die Farbstifte überprüft, der schwarze Stift für die Erstmessung eingespannt bzw. eingestellt.

Die Bedienung des jeweiligen Gerätes sollte der Messende »wie im Schlaf« beherrschen, denn wenn die Messung begonnen hat, muß jeder Handgriff sitzen. Unerwartete Komplikationen, Herumsuchen, Ratlosigkeit darf es nicht geben, das würde Unruhe auch für den Patienten bringen.

Es muß auch dafür gesorgt werden, daß während der Minuten der Messung Störungen von außen vermieden werden. Gegebenenfalls wird ein Schild an die Türe gehängt: »Messung! Bitte nicht stören!« Das Telefon wird umgestellt, Türen und Fenster sind geschlossen, schon um Zugluft zu vermeiden. Das Herumlaufen dritter Personen im Raum muß vermieden werden, ebenso Gerätegeklapper und Schreibmaschinenschreiben. Freundliche Ruhe und wohltuende Konzentration müssen den Untersuchungsraum beherrschen.

Die wichtigste aller Messungen ist das erste Anmessen der Stirntemperatur. Bei noch nicht laufendem Papierstreifen wird diese Stelle im Zentrum der Stirn im Abstand von einigen Sekunden mehrfach angemessen. (Die Stirnfransen wurden bereits vor der Adaptationszeit zur Seite gestrichen und fixiert *(s.S. 31)*.

Erst wenn sich bei diesem ersten Anmessen stets der gleiche Wert einstellt, kann mit der Gesamtmessung begonnen werden. Eine gelegentliche Differenz von 0,1°C ist tolerierbar, mehr nicht. Schwankt der Wert noch in weiterem Rahmen als 0,1°C, ist der Patient nicht genügend adaptiert, in Spannung oder beunruhigt. In diesem Zustand wäre eine Messung sinnlos, weil man sich auf die noch schwankenden Werte nicht verlassen kann.

Steht der Wert aber zuverlässig, wird er durch Tastendruck als sog. Bezugswert eingegeben: Er wird dann vom Schreiber über das gesamte Thermogramm als Linie ausgezogen.

Auf diesen Wert, auf diese Linie beziehen sich alle weiteren Meßwerte des gesamten Thermogramms.

Wir beginnen am noch bekleideten Patienten in aller Ruhe mit der Zahnmessung, falls sie in diesem Fall gewünscht wird. Es müßte also das Zahnschema-Blatt auf dem Schreiber aufgelegt bzw. eingestellt sein. Wie beschrieben wird, nach Auslösen der automatischen Schreibung, die Messung in den Lippensegmenten von rechts nach links durchgeführt, zuerst im Oberkiefer, dann im Unterkiefer *(s.S. 42)*. Dabei stets den Fühler leicht und ohne Druck und stets senkrecht zur Haut aufsetzen.

Nach Auswechseln des Schreiberblattes bzw. Umstellen folgt die Körpermessung, beginnend immer noch am bekleideten Patienten. In der Reihenfolge des Standardschemas *(s.S. 35f)* werden die Meßstellen von der Nasenwurzel (der Stirnwert wurde ja bereits eingegeben) bis zum Ende der Lymphbahn, der Schilddrüse und dem Sternum-Areal durchgemessen. Bis hierher können die Meßstellen bei geöffnetem Kragen mühelos erreicht werden.

Erst jetzt entkleidet sich der Patient bis auf den Schlüpfer, wie bereits erwähnt.

War die bisherige Messung vom Kopf bis zum Hals für den Messenden am sitzenden Patienten bequemer, so wird man ihn der leichteren Handhabung wegen jetzt bitten aufzustehen, um den Rest der Messung im Stehen durchzuführen.

Die bisherigen Messungen waren in aller Ruhe möglich. Vom Moment des Entkleidens ab muß jedoch jeder Verzug vermieden werden, denn von diesem Augenblick an läuft der Kaltreiz. Zügig wird die Messung des Standardschemas zu Ende geführt und, falls es sich um eine Patientin handelt, sofort die Mammamessung angeschlossen.

Jetzt müssen 10 Minuten Abkühlungszeit abgewartet werden, wofür sich das Einstellen eines Kurzzeitweckers empfiehlt.

Diese Zeitspanne von zehn Minuten ab Ende der Erstmessung hat sich als Wartezeit bewährt. Selbst träge reagierende Personen haben in dieser Zeit ihre Regulation vollzogen. Bei den rascher reagierenden Kindern kann man schon nach 7–8 Minuten die Zweitmessung anschließen. Im übrigen aber muß man die Regulationszeit exakt abwarten, um nicht durch eine gehetzte Stimmung zu früh, also in die noch wandernden, noch nicht zur Ruhe gekommenen Werte hineinzumessen. Eine um wenige Minuten längere Wartezeit wird sich weniger nachteilig auf das Endergebnis auswirken, denn wie schon erwähnt *(s. S. 19)* bleibt das nach dem Regulationsvorgang erreichte neue Temperaturmuster über 30 bis 40 Minuten konstant.

In diesen zehn Minuten Wartezeit sind einige wesentliche Punkte zu beachten: Der Patient soll gerade sitzen, damit nicht eventuell entstehende Brust- und Bauchfalten einige Meßstellen verdecken und aufwärmen. Die Ellenbeugen müssen gestreckt gehalten werden, damit diese wichtigen Areale unbeeinflußt bleiben. Der Patient soll also die Arme vor der Brust nicht kreuzen. Nicht eindringlich genug kann auf einen weiteren Fehler hingewiesen werden: Das Höschen darf nicht wieder bis zum Nabel hochgezogen werden, der Unterbauch muß einschließlich der Leistenbeugen frei und unbedeckt bleiben.

Während der Messende auf diese Gegebenheiten achtet, wird das Gerät auf die Zweitmessung vorbereitet. Wenn die Erstmessung in schwarz geschrieben wurde, folgt die zweite in rot, eine eventuelle dritte in grün.

Nach Ablauf der eingestellten zehn Minuten wird nun die Zweitmessung durchgeführt, wobei darauf zu achten ist, daß auf dem Schreiberblatt die roten Balken in geringem Abstand von den schwarzen stehen und möglichst in jedem Fach noch Platz für weitere Striche bleibt. Die optische Zusammengehörigkeit sollte gewahrt sein, das erleichtert die spätere Auswertung.

Nach Beendigung der zweiten Messung muß der behandelnde Arzt das Thermogramm sehen, um entscheiden zu können, ob in diesem Fall eine dritte Messung, evtl. nach einer Injektion, *(s. S. 65f)* notwendig ist. Sie würde fünf Minuten nach erfolgtem Anspritzen durchzuführen sein, in genau der gleichen Weise, an genau den gleichen Meßstellen.

Denn das ist wichtig: Die gewählten Meßstellen müssen bei allen Messungen die gleichen sein. Aus diesem Grunde können sich Anfänger, wie bereits erwähnt, am Abend vor der Messung mit einem schwarzen Stift die Meßareale zart markieren. Niemals aber darf diese Markierung am Morgen der Messung geschehen.

Es empfiehlt sich, die Reihenfolge der Meßareale auswendig zu lernen, damit im Eifer des Gefechtes keine Verwechslungen und vor allem keine Auslassungen geschehen können. Wenn etwas vermessen wurde, nachdem die Abkühlung gelaufen ist, kann man das Thermogramm an diesem Vormittag nicht mehr wiederholen.

Für die Zahnärzte sei noch einmal hervorgehoben *(s. S. 64)*, daß die Zahnmessung allein, ohne die Ganzkörpermessung, zu keiner befriedigenden Diagnostik führen kann.

Die Stärke dieser Methode ist es, zu entscheiden, ob ein gestörtes Wärmebild des Gesichtes durch kranke Zähne hervorgerufen wird und ob die Wärmeregulation des Körpers davon beeinflußt wird und wo, oder ob es gerade umgekehrt der kranke Körper ist, der störend auf die Zähne und das gesamte vegetative Geschehen im Gesichtsbereich wirkt.

Ohne diese Entscheidung wird weder eine Diagnose noch eine effektive Therapie möglich sein. Eine falsch verstandene »Herdsanierung« im *nicht-störenden* sondern im *gestörten* Terrain kann nur eine zusätzliche Belastung für den Patienten sein.

Teil C

Das Standard-Thermogramm und seine Auswertung

Wenn das fertig geschriebene Thermogramm vorliegt, wird sofort der Name des Patienten, sein Geburtsdatum, ferner Tag und Uhrzeit der Messung, Raumtemperatur und Luftfeuchtigkeit eingetragen. Vermerkt werden muß ebenfalls die Einnahme von Medikamenten, insbesondere der »Pille«, und wann sie zuletzt genommen wurden, damit diese Fakten jederzeit auch bei späteren Betrachtungen gegenwärtig sind.

Auf dem aus dem Schreiber erhaltenen Blatt stehen jetzt die aufgezeichneten Wärmewerte in Relation zur Bezugslinie, also der Stirntemperatur. Jeder Wert, der wärmer ist als die Stirntemperatur, wurde von der Linie aus nach oben gezogen, jeder kühlere nach unten. Die erreichten Absolutwerte sind auf dem Blatt ablesbar, da die Temperaturskala auf dem linken Rand angegeben ist.

Der Abstand von einer waagerechten Linie zur nächsten bedeutet 0,2°C. Entsprechend bedeuten die Abstände zwischen den stärker gezeichneten waagerechten Linien 1,0°C.

In der Senkrechten sind die am Oberrand in Abkürzungen vermerkten Meßareale gegeneinander abgegrenzt. Aber auch hier gibt es stärker betonte Linien, die ein leichteres Erfassen ganzer Organbezirke ermöglichen sollen: Kopf, Lymphbahn, Thorax, Oberbauch, Darm, Urogenitalbereich. Es wird sich bei der Auswertung zeigen, daß diese Bezirke sehr oft als geschlossenes Ganzes reagieren.

Auswertung

Der eine Pfeiler einer guten Thermographie ist die exakte Messung, der andere eine umfassende und verständnisvolle Auswertung. Jedes Thermogramm kann nur so gut sein wie der Arzt, der es beurteilt.

Wir geben in diesem Buch kaum Thermogrammbeispiele; dazu sei auf den Atlas von *A. Rost* verwiesen (Regulationsthermographie, 2. Aufl. Leitfaden und Atlas für die tägliche Praxis. Hippokrates-Verlag). Er vermittelt in vielen Abbildungen die wesentlichsten thermischen Bilder und ihre Bedeutung; nur wenige der wichtigsten Thermogramme werden in diesem Buch in Schwarzweiß vorgestellt. Daran anknüpfend soll hier ein kurzer Wegweiser für die Beurteilung eines Thermogramms folgen, mit Hinweisen auf die entsprechenden Abbildungen im Atlas.

Gesamtbild

Der Gang einer Auswertung beginnt keinesfalls mit der Prüfung der Einzelwerte, sondern mit der Beurteilung des Gesamtbildes. Ist der rein optische Eindruck der graphischen Gestalt harmonisch oder disharmonisch? Liegen hier starke oder schwache Regulationen vor?

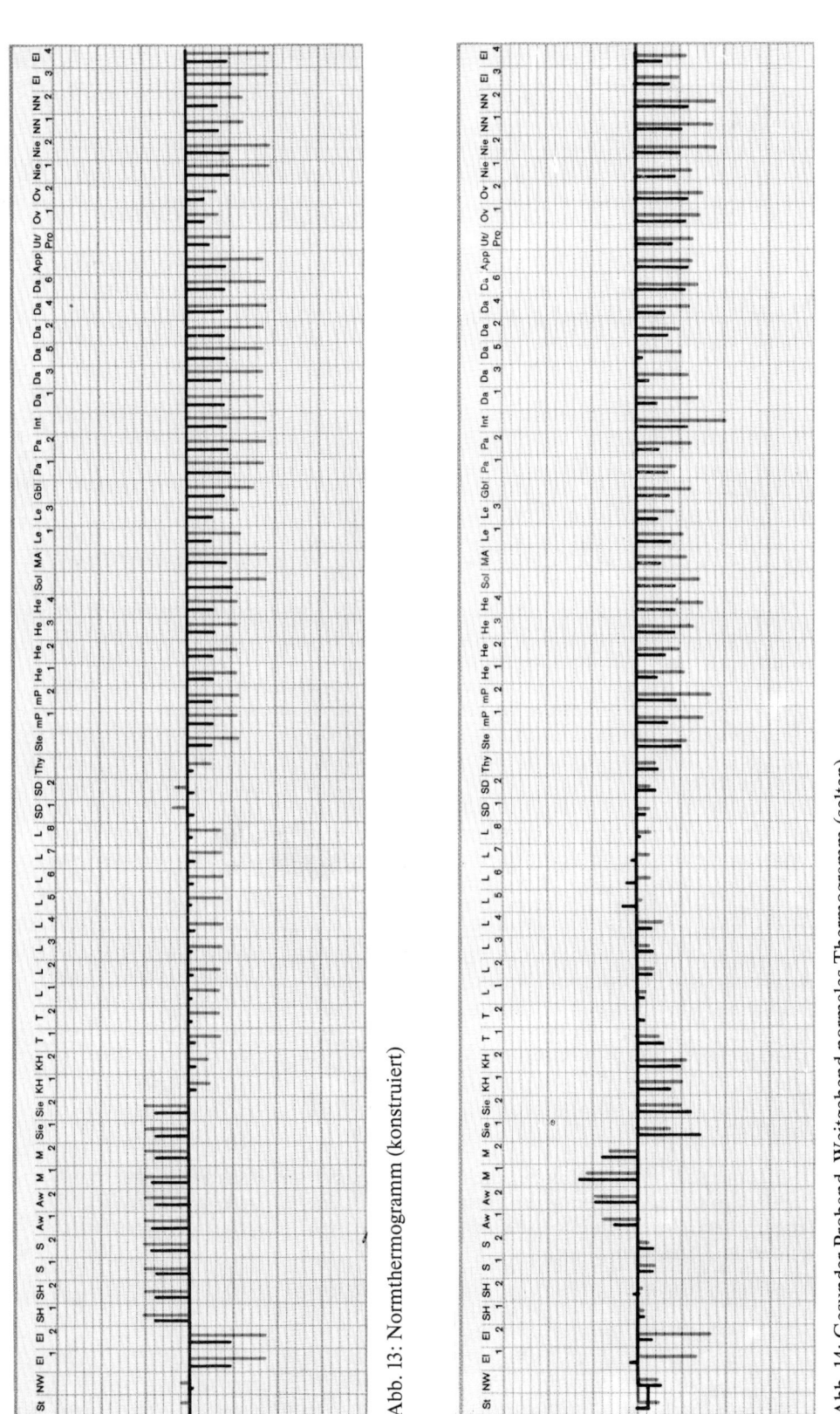

Abb. 13: Normthermogramm (konstruiert)

Abb. 14: Gesunder Proband. Weitgehend normales Thermogramm (selten)

Man muß sich vorstellen, daß man mit dieser Aufzeichnung einen Einblick in das vegetative Grundregulationssystem gewinnen will.

Thermisches Profil

Der zweite Blick gilt den Absolutwerten der Temperaturen. In welcher Höhe liegt die Bezugsachse, also der Stirnwert? Bei dem vorgeheizten Fühler wären 34,5°C (± 0,5°C) als normal anzusehen, bei nicht vorgeheiztem Fühler ca. 33,5°C.

Weiter sind aus dem Rahmen des Gesamtthermogramms herausragende zu heiße oder zu kalte Werte zu suchen, wobei weniger der schwarze Erstwert als vielmehr der rote Zweitwert als ausschlaggebend zu beurteilen ist. Dabei hat es keinen Zweck, eine Schablone entsprechend dem Normthermogramm auflegen und danach urteilen zu wollen, was heißer oder kälter ist als die angenommenen Normwerte. Wenn das individuelle Gesamtthermogramm insgesamt im kalten Bereich liegt, kann ein im Normthermogramm als normal angegebener Appendixwert im Rahmen *dieses* Thermogramms durchaus als zu warm herausragen und somit auf eine Appendizitis deuten. Wir denken und urteilen also in Relationen.

Die zu heißen Werte sprechen für ein akut-entzündliches Geschehen, die deutlich zu kalten Werte für ein altes, degeneratives Geschehen in dieser Körperregion, wobei aber zur Beurteilung auch die Regulation heranzuziehen wäre *(s. Thermische Reaktionen).*

Thermisches Niveau

Hier wird nach einer weiteren Relation gefragt, nämlich nach dem Verhältnis zwischen Kopf-, Brust- und Bauchwerten. Aus dem Normthermogramm geht ein Gefälle der Temperaturen von kranial nach kaudal hervor, also wärmere Werte im Kopfbereich, um ca. 0,5°C kühlere Werte im Brustbereich, und um ca. 1,0°C unter der Bezugsachse liegende Werte im Abdominalbereich. Diese Relationen sollten in jedem Thermogramm wiederzufinden sein, gleichgültig bei welchen Absoluttemperaturen. Die Praxis zeigt jedoch, daß dieses gelegentlich nicht sehr glücklich als »Kopf-Brust-Bauch-Treppe« bezeichnete Gefälle keineswegs immer vorhanden ist. Besonders bei Vorliegen eines Störfeldgeschehens oder bei anderen chronischen Belastungen des Grundregulationssystems sind die thermischen Werte im Abdominalbereich angehoben.

Thermische Reaktionen

Die bisherigen Kriterien hätte man auch aus einer Einmalaufnahme ablesen können. Bei den bildgebenden Verfahren der Plattenthermographie und der Teletthermographie sind das thermische Profil, das thermische Niveau und der später folgende Seitenvergleich die ausschlaggebenden Diagnostika, wobei die Einmalaufnahme folgerichtig nach 10 Minuten Abkühlung gemacht wird. Man erhält dort also unseren Zweitwert.

Bei der Regulationsthermographie kommt jedoch als weiteres sehr aussagekräftiges Kriterium das Regulationsvermögen eines jeden Hautareals hinzu. Und um das beurteilen zu können, benötigen wir den unbelasteten Erstwert, den die bildgebenden Verfahren nicht erfassen. Erst aus der Differenz zwischen Erstwert vor der Abkühlung und Zweitwert danach ergibt sich das Reaktionsvermögen des Vegetativums in diesem Bezirk. Die zu erwartenden Regulationen sind je nach Körperregion verschieden.

Die Stirntemperatur ist die konstanteste Temperatur des Organismus, weshalb sie zur Bezugslinie wurde. Sie reguliert um höchstens 0,2–0,3°C, wobei sie normalerweise wärmer wird wie alle Hirntemperaturen, zu denen auch Nasenwurzel, Stirnhöhle, Schläfe, Augenwinkel, Mastoid und Siebbeinareal gehören. Auch über der Schilddrüse als stoffwechselaktivem Organ findet man eine leichte Erwärmung um 0,2–0,3°C.

Diese Temperaturwerte nach Abkühlung spiegeln die Wärme*produktion* im Körperinneren, also den Anstieg der Kerntemperatur *(s.S. 15).*

Alle anderen peripheren Meßstellen dagegen stehen im Dienste der Wärme*abgabe,* die im Fall einer Abkühlung zu drosseln ist: sie werden kälter.

Wir beurteilen

    0–0,2°C als ausbleibende Regulation, als »Starre«,
    0,3–0,4°C als ungenügende Regulation,
    0,5–1,0°C als normale Regulation, und
    über 1,0°C als überschießende Regulation.

Diagnostisch und prognostisch ungünstig ist zu beurteilen, wenn ein ohnehin schon heißer Wert nach Abkühlung paradoxerweise noch heißer wird. Günstiger zu beurteilen ist dagegen ein heißer Wert, der dem Normverhalten entsprechend abkühlt, also in Richtung seines Normwertes wandert. Hier kann man annehmen, daß ein entzündliches Geschehen bereits seinen Höhepunkt überschritten hat. Entsprechend ist das Regulationsverhalten eines kalten, degenerativen Wertes zu beurteilen: Ein kalter Wert, der nach Abkühlung noch kälter wird, ist bedenklicher als ein kalter Wert, der auf Belastung wärmer wird.

Dieses Regulationsverhalten wird weitgehend das *Gesamtbild* des Thermogramms prägen. Es gibt Thermogramme, die insgesamt zu wenig regulieren (Hyporegulation), andere, die insgesamt überschießend regulieren (Hyperregulation), und eine dritte Gruppe, in der Hypo- und Hyperregulation, heiße und kalte Werte dicht beisammen liegen (chaotische Regulation). Bei diesen letzteren ergibt sich schon beim ersten Aufblick ein zerrissenes, disharmonisches Bild des Vegetativums *(s.S. 72).*

Thermischer Seitenvergleich

Seit den Arbeiten *Pischingers, Bergsmanns* und *Pergers* wissen wir, daß das Grundregulationssystems bestrebt ist, beide Körperseiten gleichmäßig zu versorgen, eine ausgeglichene Balance herzustellen. Erst im Falle einseitiger chronischer Belastungen kann diese Balance nicht mehr gehalten werden. Die Seitenungleichheit der vegetativen Funktionen ist ein Zeichen der Überforderung, der Dekompensation. Blutdruck, Blutbild, Blutsenkungsgeschwindigkeit, Sauerstoffgehalt des venösen Blutes u.a.m. können in diesen Fällen sehr seitendifferent ausfallen. Und eben auch die Wärmewerte. Aber nicht nur von den Absolutwerten erwarten wir normalerweise Seitengleichheit, sondern auch von dem Ausmaß der Regulation. Es werden vor allem die Ellenbeugenwerte, aber auch alle anderen paarigen Werte auf ihre Symmetrie in Temperatur *und* Regulation zu überprüfen sein. Eine Seitenungleichheit, insbesondere im Regulationsgeschehen, ist immer ein Hinweiszeichen, d.h. eine Verstärkung der Asymmetrie nach Abkühlung ein ungünstiges, eine Verringerung ein günstiges Prognostikum.

Diagnostische Konsequenzen

Im Folgenden seien einige Erfahrungen wiedergegeben, die sich aus thermischen Veränderungen der einzelnen Meßareale ergeben haben.

St: Aus der Tatsache, daß das Meßareal des Stirnwertes das in seinem Wärmeverhalten konstanteste ist, ergibt sich die Möglichkeit, aus seiner Aufzeichnung auf die Exaktheit der Messung zu schließen: Ein schwarzer Erstwert ist hier nicht zu erkennen, denn sein Wert wurde zur Bezugslinie. Findet man trotzdem hier einen schwarzen Strich, war der Patient nicht genügend adaptiert. Ebenso darf der rote Zweitwert um nicht mehr als maximal 0,3°C von der Bezugslinie abweichen. Ist die Auslenkung stärker, spricht das ebenfalls für eine ungenügende Adaptation. So kann man auf den ersten Blick erkennen, daß das Thermogramm nicht auswertbar ist, weil auch seinen übrigen Werten mißtraut werden muß.

Kann man jedoch sicher sein, daß die Messung exakt ausgeführt wurde, z.B. von einer zuverlässigen, eingearbeiteten Kraft, und man erkennt trotzdem einen deutlich pathologischen zweiten Stirnwert, so wird man daraus auf einen Hirnschaden schließen müssen, der in Anamnese und Befund zu verifizieren sein wird.

Liegt die exakt gemessene Stirntemperatur unter 34,0°C (bzw. bei nicht vorgeheiztem Fühler unter 33,0°C), ist auf einen fröstelnden, wahrscheinlich kranken Menschen zu schließen. Auch alte Menschen haben oft (nicht immer!) diesen Mangel an Lebenswärme. Zeigt ein Krebskranker diese zu niedrige Temperatur, kann das auf eine langsame Progredienz seines Leidens deuten. Umgekehrt ist eine Stirntemperatur von mehr als 35°C (bzw. 34,0°C bei nicht vorgeheiztem Fühler) bei einem Krebskranken ein alarmierendes Zeichen erheblicher Aktivität.

Zu warme Stirnwerte haben auch alle Frauen, die unter Ovulationshemmern oder anderen Hormonen stehen. Ihr Gesamtthermogramm zeigt eine Temperaturerhöhung von ca. 1,0°C.

Die Stirntemperatur reagiert, wie beschrieben, auf Abkühlung mit einer leichten Temperaturerhöhung, um 0,2–0,3°C. Ein Ausbleiben dieser geringen Regulation ist unerheblich, eine Abkühlung jedoch wäre pathologisch.

Notizen:

NW: Die Nasenwurzeltemperatur ermöglicht die Erfassung der peripheren Kreislaufsituation. Der NW-Wert soll normalerweise auf der gleichen Höhe liegen wie der der Stirn. Liegt die Temperatur hier niedriger, so können wir auf eine periphere Kreislaufdysregulation schließen. Ein Kreislaufmittel, auf die Zunge gegeben, bessert diesen Wert rasch und gleicht ihn dem der Stirn an. Diese immer wieder zu beobachtende Tatsache führte zum Beweis der Wirksamkeit des homöopathischen Kreislaufmittels Veratrum album *(A. Rost)*.

Wird ein zu kalter Nasenwurzelwert nach Abkühlung noch kälter (während einer Regulationsprüfung bekommt der Patient selbstverständlich kein Medikament), bedeutet dies, daß der Patient kreislaufmäßig in keiner Weise belastbar ist. Vorsicht also mit Operationen und anderen Eingriffen! Zumindest sollte das Kreislaufgeschehen vorher beachtet und therapiert werden.

Wird dagegen ein zu kalter Nasenwurzelwert nach Belastung wärmer, nähert er sich also seinem Normwert, sollte der Patient zum Training seiner Körperkräfte und Regulationen angeregt werden (Kneippkur, Sauna, Sport).

Liegt der Nasenwurzelwert bereits vor der Abkühlung über dem Stirnwert oder wird er auf Abkühlung wärmer als dieser, so deutet das auf ein sinugenes Geschehen.

El: Die Meßareale der Ellenbeugen beziehen sich auf kein spezielles Organsystem, sondern charakterisieren die *allgemeine* Regulationsfähigkeit des Organismus. Da die Extremitäten in besonderem Maß der Wärmeregulation dienen, da sie als sog. »Regeleffektoren« besonders sensibel auf Temperaturreize ansprechen *(s.S. 16)*, kann man hier die vegetativen Regulationsmöglichkeiten und die Symmetrie der beiden Körperseiten beurteilen und vergleichen. Insbesondere bei Vorliegen eines Störfeldgeschehens werden wir hier eine Seitenungleichheit mit Regulationsstörung finden. Wird ein Störfeldgeschehen vermutet, so muß Bestätigung oder Ausschluß angestrebt werden *(s.S. 64f)*. Der Erfolg wird wiederum in den Ellenbeugen abzulesen sein.

Die Ellenbeugen werden bei jedem Meßgang zweimal gemessen, am Anfang und am Ende jeder Meßreihe. Das dient der Kontrolle dieser besonders stark und lebhaft beweglichen Wärmewerte. Zuweilen löst sich eine anfängliche »Starre« am Ende der Messung doch noch auf. Die Diagnose der »absoluten Regulationsstarre« stellen wir erst, wenn die Werte, einseitig oder doppelseitig, am Anfang und am Ende der Erst- und Zweitmessung unbeweglich bleiben, also stets der gleiche Wert registriert wird.

Notizen:

SH, KH: Die Werte der Stirnhöhlen und der Kieferhöhlen beziehen sich auf diese Organe. Ein heißer und regulationsstarrer oder gar heißer werdender Wert weist auf ein akut-entzündliches Geschehen hin, das im Röntgenbild und durch Spülung zu verifizieren ist und rasch behandelt und gebessert werden kann. Sehr viel häufiger aber finden wir die kalten Nebenhöhlen, die oft nach Abkühlung auch noch sehr viel kälter werden. Die Vermutung, daß es sich hier um ein degeneratives Geschehen handeln muß, konnte *Schmauser* bestätigen. Es zeigen sich in diesem Fall weder im Röntgenbild noch im Spülwasser Entzündungszeichen. Erst die Endoskopie bzw. Operation erbringt den Beweis einer atrophischen oder polypösen Schleimhaut.

Sie: Auch die Siebbeinmeßareale spiegeln das Nebenhöhlengeschehen wider, auch sie werden meist viel zu kalt gefunden. Das ist in diesem Fall besonders bemerkenswert, da das Augenwinkelmeßareal dicht benachbart liegt und doch warme Werte zeigt.

Aus der Hals-Nasen-Ohrenheilkunde wissen wir, daß die Nebenhöhlen mit ihren Schleimhäuten im Dienste des Immunsystems stehen. Ist das die Erklärung dafür, daß wir so kalte Nebenhöhlenwerte allzu oft, bei Malignomen immer finden? Oder sind sie Ausdruck der Schadstoffaufnahme, insbesondere der eingeatmeten Schadstoffe? Es wird schwer sein, diese berechtigten Fragen zu klären. Durchschnittswert muß nicht gleich Normwert sein. Dieser fatalen Verwechslung begegnet man leider immer häufiger.

Interessant ist ferner der Vergleich der Nebenhöhlenwerte mit den Darmwerten. Hier werden meist Parallelen zu finden sein.

Den Regulationsweg der Nebenhöhlen wünschen wir uns in Richtung Norm.

Notizen:

S, AW: Die Schläfen- und Augenwinkel-Meßareale haben eine enge Beziehung zur Hirndurchblutung. An der Schläfe mißt man einen Teil der Karotis externa-Versorgung, am Augenwinkel die Karotis interna-Versorgung. Hirnmangeldurchblutungen kann man hier sehr frühzeitig an allzu kalten Werten erkennen. Selbstverständlich kann auch ein sinugenes Geschehen hier zum Ausdruck kommen.

M: Der Mastoid-Meßwert kann sich sowohl auf die Hirndurchblutung als auch auf ein Geschehen im Mittelohrbereich beziehen. Der Zusammenhang mit den übrigen Werten wird diese Frage klären. Kalte Mastoid-Werte kombiniert mit weiteren kalten Hirnwerten sprechen für eine Mangeldurchblutung (Schwermetallbelastung?). Ein heißer Mastoidwert einseitig sollte nach einem entzündlichen Geschehen im

Mittelohrbereich forschen lassen, besonders wenn auch die entsprechende Lymph-bahn verändert ist. Beidseitig heiße Mastoidwerte, kombiniert mit heißen, starren Pankreas-Werten und/oder Leberwerten, finden sich bei Depressionen, die durch toxische Belastungen oder Nahrungsmittelunverträglichkeiten bedingt sind.

Ein Einzelwert sollte niemals isoliert für sich betrachtet werden, sondern stets im Zusammenhang mit dem Gesamtbild, mit den Werten der Nachbarschaft. Hier ist ein ganzheitliches Sehen und Denken gefordert.

L1-8: Das gleiche gilt auch für die Betrachtung der Lymphbahn von den Tonsillen bis zu den Infraklavikulargruben. Ihre Werte sind von allen die variabelsten, d.h. wir werden, in engen Grenzen, von Tag zu Tag kleine Abweichungen finden. Das gilt jedoch nicht für ernsthaft pathologische Veränderungen, die täglich in gleichem Maß zum Ausdruck kommen werden.

Die Tonsillen-Werte finden wir häufig regulationseingeschränkt. Ganz besonders nach Tonsillektomie kommt häufig eine Regulationsstarre in diesem Gebiet zum Ausdruck. Von hier können durchaus Störungen auf das Gesamtkörperthermo-gramm ausgehen (s.S. 56). Ein heißerer Wert nach Abkühlung spricht für das Vor-liegen eines entzündlichen Geschehens.

Im Submandibularbereich spiegeln sich die Gegebenheiten der Zähne wider. Sie sind in die Überlegungen eines dentogenen Störfeldgeschehens mit einzubeziehen.

Von großer Bedeutung sind die Supraklavikulargruben. Sie sind ein umfassendes Lymphabflußgebiet von kranial wie von kaudal. Finden wir sie besonders heiß, muß der Grund für diese Irritation geklärt werden. Sie kann aus dem Kopfbereich kom-men (Gebiß, Nebenhöhlen, Tonsillen?), sie kann aber auch aus dem Brust- oder gar Abdominalraum kommen. Nur die Betrachtung des Gesamtthermogramms kann diese Frage klären. Heiße, starre Supraklavikulargruben finden wir sehr häufig beim Krebsgeschehen, und zwar nicht nur beim Brustkrebs, sondern auch bei Ober- oder Unterbauchmalignomen.

Die infraklavikularen Meßwerte ziehen meist mit.

Notizen:

SD: Die Schilddrüsen-Meßareale verhalten sich in den meisten Fällen unauffällig. Nur deutliche Abweichungen von Normwert und Normverhalten sind zu werten. Als sehr stoffwechselaktives Organ ist hier eine leichte Erwärmung nach der Abküh-lung als normal anzusehen.

54

Thy: Die Thymusdrüse messen wir im Jugulum. Hier ist ein Rückschluß auf das Immungeschehen möglich.

Ste: Die Messung auf dem Sternum dient zur raschen Beurteilung des kranio-kaudalen Temperaturgefälles. Hier sollte der Zweitwert 0,5°C unter der Bezugsachse liegen und mit ihm alle Thorax-Werte. Darüber hinaus spiegelt sich in seinem Regulationsverhalten das Geschehen im Thoraxraum.

mp: In den Meßwerten des Pectoralis-Randes finden wir Hinweise sowohl auf die Durchblutungs- und Lymphverhältnisse der Halswirbelsäule als auch auf den Lymphabfluß aus dem Thorax. Seiten- und regulationsungleiche mp-Meßwerte lassen zunächst nach der Halswirbelsäule fragen. Hier sind HWS-Syndrome nach Seite und Stärke zu verifizieren. Aber auch die Lmyphdrüsen der Axilla müssen im Falle einer Regulationsstörung untersucht werden, wie die Mamma insgesamt.

Notizen:

He 1-4: Auch hier erhielt die Meßstelle den Namen nach ihrem häufigsten Störfaktor, dem Herzen. Das besagt jedoch nicht, daß nicht auch andere Faktoren in diesen Meßwert eingehen können, wie z.B. die weibliche Brust oder die Lunge, sind doch diese Meßareale wieder in einem Lymphabflußgebiet des Thorax gelegen.

Die oberen beiden Meßstellen (3. Interkostalraum = ICR) beziehen wir auf das Reizleitungs- und Vorhofgebiet des Herzens, die beiden unteren Meßareale (5. ICR) auf den Herzmuskel. Dabei ist stets der rechte Wert nur der Referenzwert, also der Wert, auf den wir den linken, den eigentlichen Herzwert beziehen. Normalerweise sollten der rechte und der linke Wert in Höhe und Regulationsverhalten übereinstimmen.

```
Heiße Werte = Entzündungszeichen
Kalte Werte  = Degenerationszeichen
```

Liegt der Wert im 3. ICR links höher als der Referenzwert rechts, schließen wir auf eine Koronarsklerose (eine Sklerose ist ein entzündliches Geschehen).

Liegt der Wert im 5. ICR links höher als der Referenzwert rechts, schließen wir auf eine Kardiosklerose oder auf eine Myokarditis.

Liegt der Wert im 3. ICR links tiefer als der Referenzwert rechts, können wir den Patienten nach einer Reizleitungsstörung, nach Extrasystolien oder anderen Arrhythmien fragen.

Liegt der Wert im 5. ICR links tiefer als der rechte Wert, vermuten wir eine Myodegeneratio cordis, die hier im Thermogramm viel eher zum Ausdruck kommt als im EKG, wo sie oft erst nach Jahren deutlich wird. Fragen nach Atemnot beim Treppensteigen und nach nächtlichem Wasserlassen bestätigen meist die Frühdiagnose.

Bei einem Herzinfarkt werden wir über die Seitenungleichheit hinaus Regulationsstörungen finden, z.B. eine »Starre«.

Bestehen Herzschmerzen, die abgeklärt werden sollen, so hilft der Vergleich mit den Wärmewerten des Musculus-pectoralis-Randes weiter: Wenn die Herzwerte kühler sind als die mp-Werte, so handelt es sich mit großer Wahrscheinlichkeit um eine echte kardiale Störung. Bei tieferen mp-Werten dagegen ist eine extrakardiale Störung anzunehmen (Interkostalneuralgien?).

Wenn hier von »heißer« oder »kälter« gesprochen wird, so sind Differenzen von 0,3°C und mehr gemeint. Der Unterschied sollte also deutlich sein.

Lassen sich in Anamnese, Beschwerdebild und klinischem Befund des Patienten keinerlei Hinweise auf eine Herzerkrankung finden, muß nach einer durchgemachten oder bestehenden Lungenerkrankung gefahndet werden. Auch Störungen im Bereich der Mamma müssen durch Einbeziehung des Mammathermogramms abgeklärt werden.

Sind diese Veränderungen der Thoraxwerte mit heißen starren Tonsillenwerten kombiniert, lohnt sich eine neuraltherapeutische Abklärung *(s.S. 65)*. Im zutreffenden Fall normalisieren sich binnen weniger Minuten die pathologischen Thoraxwerte, denn jede Tonsillitis kann die Lymphwerte bis in den Bereich der Thoraxregion alterieren.

Notizen:

Sol: Das Meßareal des Plexus solaris dient wiederum der Beurteilung des kraniokaudalen Temperaturgefälles: Sein Zweitwert sollte ca. 1,0°C unter der Bezugslinie liegen, und mit ihm die gesamten Bauchwerte. Darüberhinaus spiegelt sich hier das Geschehen im Bauchraum, so daß das Verhalten dieses Wertes für die Suche nach der primären Störung einer Krankheit von Bedeutung sein kann.

Ma, Le, Gbl: Für die Beurteilung der Magen-, Leber- und Gallenblasenwerte gelten die allgemeinen Gesetze, wobei wiederum die Regulationsfähigkeit am aussagekräftigsten ist. Prinzipiell gilt für die Beurteilung des Abdomens, daß der kälteste Wert das älteste Geschehen markiert. Alle anderen Störungen können als sekundäre Folgen dieser primären Erkrankung gewertet werden. Als Beispiel: Ist der Gallen-

56

blasenwert kühler als die Leberwerte, so spielte sich hier die primäre Krankheit ab, die sekundär auch die Leber irritiert. Liegen die Darmwerte am tiefsten, so begann das Geschehen hier. Das wird sich fast immer in der Anamnese des Patienten erfragen und bestätigen lassen.

Notizen:

Pa: Die Meßwerte für Kopf und Schwanz der Bauchspeicheldrüse zeigen nicht selten markante Abweichungen vom Normverhalten. Wir können sowohl sehr heiße als auch sehr kalte Werte finden.

Die heißen Temperaturwerte können zuweilen weit über der Bezugsachse liegen, wobei zu bedenken ist, daß auch Werte in Höhe der Bezugsachse schon um 1°C zu heiß sind. Wenn diese heißen Werte auch noch regulationsgestört sind, ist eine toxische Pankreasschädigung anzunehmen. Offenbar reagiert das Pankreas ganz besonders sensibel auf alle Toxinbelastungen. Am ehesten ist an eine Nahrungsmittelunverträglichkeit zu denken. Dabei würden auch Leber und/oder Intestinum-Werte verändert sein. Zum Beispiel haben viele Menschen eine Milcheiweißunverträglichkeit ohne es zu ahnen. Häufig kann auch eine Medikamentenunverträglichkeit erfragt werden, zu beweisen durch Absetzen des Medikamentes, was zu einer langsamen Besserung der Pankreas-Werte führt. Sind dagegen die pathologischen Pankreas-Werte weniger mit anderen Bauchwertveränderungen kombiniert als vielmehr mit starren Werten im Gesichtsbereich, so ist an eine Unverträglichkeit zahnärztlichen Materials zu denken. Dabei kann es sich um Amalgam, aber auch um Kunststoffe handeln. Die Kombination heißer Pankreas-Werte mit heißen Hirnwerten, insbesondere mit einem heißen Mastoid, wurde bereits bei dessen Besprechung erwähnt. Wir finden sie häufig bei Depressionen, deren Ursache im Verdauungstrakt zu suchen ist.

Kalte Pankreas-Werte gehen meistens mit weiteren kalten Abdominal-Werten einher, die dann bei der Regulation noch weiter ins Kalte überschießen. Dieses Problem soll bei der Therapie besprochen werden. Einen Diabetes können wir sowohl bei zu heißen als auch bei zu kalten Pankreas-Werten antreffen, nie aber bei normalen Temperaturen. Gemeinsam ist beiden Formen der Temperaturveränderungen der deutliche Hunger nach Süßigkeiten. Dies bei schon nachweisbarem oder noch nicht diagnostizierbarem Diabetes.

Dieser Süßhunger ist ein zuverlässigeres Symptom für eine Pankreasschwäche als alle klinischen Tests. Er muß gezielt erfragt werden.

Int: Der Intestinalwert fällt im Gesamtthermogramm häufig als zu kalt auf. Deutet das sehr viel seltenere heiße Intestinum auf eine akute (toxische, virale, bakterielle, allergische?) Belastung, so müssen wir die Ursache des kalten Intestinums weit in der Vergangenheit des Patienten suchen. Wie schon beim kalten Pankreas können hier sehr frühe Intoxikationen oder Symbiosestörungen die Ursache sein. Darminfekte, Typhus, Ruhr, Botulismus, die bis in die Kindheit zurückreichen können, müssen hier erfragt werden. Besonders Störungen der Darmflora manifestieren sich hier. Vom Nicht-gestillt-worden-sein bis zu intensiven Antibiotika-Kuren läßt sich der Faden zurückverfolgen.

Notizen:

App: Daß ein heißer und starrer Appendixwert auf eine Appendizitis deutet, liegt auf der Hand. Kinderärzte messen auf Vorschlag von *Schumacher* den Referenzwert des *MacBurney*schen Punktes auf der linken Seite zum Vergleich. Zu diesem Zweck wird die Messung Ut/Pro ausgelassen, da sie im Kindesalter nicht so wichtig ist. Der Vergleich der Wärmewerte beider Seiten an konsensuellen Stellen verdeutlicht noch die Abweichung des Appendix-Meßwertes: Ist der rechte Wert heißer als der der linken Seite, so würde das den Appendizitisverdacht noch erhärten.

Einen kalten und starren Appendixwert finden wir dagegen oft als Zustand nach Appendektomie. Verständlich, daß operative Eingriffe im Bauchraum vegetative Unzulänglichkeiten zurücklassen.

Bei der Messung des Appendixareals ist zu beachten, daß die Meßstelle, die sich ja am *MacBurney*schen Punkt befindet, nicht mit der Appendektomienarbe identisch ist. Eine Messung der Narbe kann, falls sich die Frage nach einem Störfeld stellt, an das Ganzkörperthermogramm angeschlossen werden, wobei man sie in kleinen Schritten im Verlauf ihrer Ausdehnung mißt. Bildet diese Narbe kein Störfeld, so werden die gemessenen Temperaturen recht einheitlich ausfallen und wenig kühler als die der Umgebung sein. Besteht dagegen im Bereich dieser Narbe die Möglichkeit eines Störfeldes, werden wir, meist an umschriebener Stelle, einen deutlich abweichenden Wert finden, viel heißer oder auch viel kälter. Die Verifizierung erfolgt wieder durch Neuraltherapie *(s.S. 65).*

Da 1-6: Die Messung der Dickdarmareale kann äußerst unterschiedliche Wärmewerte ergeben. Fast immer werden wir hier Störungen und Abweichungen vom Normverhalten feststellen können. Da diese Häufigkeit der diagnostizierten pathologischen Darmwerte auffallend und beunruhigend war, untersuchte *A. Rost* 1000 Thermogramme und beurteilte ihre Darmwerte. Er kam auf nur 2,8% thermisch unauffällige Darmbilder. Eine Bestätigung und Übereinstimmung kam von *Perger,* der die Stuhlfloren von über 700 Patienten untersuchte. Lediglich 2,7% waren normal. *J. Rost* ließ die Darmfloren von 100 Patienten untersuchen. Es erga-

58

ben sich 3% normale Beurteilungen. So kann also auch in diesem Bereich vor dem häufigen Gleichsetzen von Durchschnittswerten mit Normwerten nur gewarnt werden.

Ut/Pro: Dieses Meßareal in der Unterbauchmitte erfaßt das thermische Geschehen, das sich auf den Uterus der Frau oder die Prostata des Mannes bezieht. Aber auch Störungen der Harnblase können hier miterfaßt werden.

Die Beurteilung folgt wieder den generellen Gesetzen. Der Meßwert Uterus zeigt im Laufe des Ovulationszyklus deutliche Schwankungen. Vor Beginn der Menstruation scheint er am höchsten zu sein. Darum sollten Nachmessungen bei Frauen möglichst in der gleichen Zyklusphase erfolgen, wenn es um Therapiekontrollen geht. Dagegen sollte man bewußt in einer anderen Phase nachmessen, wenn es um die Entscheidung geht, wie weit sich pathologische Uterus- oder Mammawerte im Laufe des Zyklus verändern.

Ein heißer und starrer Prostatawert zeigt sich bei Männern recht oft, nicht nur bei älteren. Intensiveres Nachfragen bringt dann meist auch die in der Anamnese schamhaft verschwiegenen Symptome zutage. Falls diese noch nicht vorhanden sind, ist der thermische Wert als Frühsymptom aufzufassen, das eine rechtzeitige Prophylaxe ermöglicht. Diese heißen und starren Prostatawerte sind immer mit pathologischen Pankreaswerten und seitenungleichen Nierenwerten vergesellschaftet. Die Thermographie bestätigt so das Urogenitalsystem als funktionelle Einheit. Der Zusammenhang mit dem Pankreas aber ist für unser Denken schon weniger einsichtig, doch fällt einem hier der bekannte Zusammenhang bei einer Mumpsinfektion ein.

Ov: Was hier als Ovarmeßstelle bezeichnet wurde ist das Lymphabflußgebiet der Leistenbeuge, in das bei beiden Geschlechtern die Funktion der Keimdrüsen mit eingeht. Die Leistenbeugenwerte bilden meist eine enge Einheit mit den Uterus/ Prostata-Werten, sie reagieren meist gemeinsam wie ein Block. Isolierte Veränderungen der Leistenbeugenwerte lassen an ein vom Urogenitalsystem unabhängiges Geschehen im Unterbauch denken. Bei einem einseitig pathologischen Wert einer Leistenbeuge muß nach einer Hernie gefahndet werden.

Nie: Die Nierenwerte werden eigentlich niemals heiß gefunden. Das Wichtigste bei ihrer Beurteilung ist die Seitendifferenz der Absolutwerte und die Seitendifferenz der Regulation.

Notizen:

Isg: Die Messung der Iliosakralgelenke bringt uns zusätzliche Information über das Geschehen im kleinen Becken. Ferner kann hier einiges über die Genese der Kreuzschmerzen, besonders der Frau gesagt werden: Sind die Rückenwerte kälter als die Unterbauchwerte, so muß die Ursache im Bereich der Wirbelsäule angenommen werden. Sind dagegen die Unterbauchwerte kälter, so könnten die Schmerzen aus dem genitalen Raum kommen.

Insgesamt werden die Meßwerte des Thorax und des Abdomens das Bild des Thermogramms prägen. Sie bestimmen auch das Bild der Extremformen: der allgemeinen Hyporegulation, der allgemeinen Hyperregulation und das der chaotischen Regulation. Dabei wird immer wieder auffallen, daß die einzelnen Organbezirke entsprechend ihrer funktionellen Zusammengehörigkeit gemeinsam und sinngemäß reagieren.

Aus diesen gedrängten Hinweisen für eine sinnvolle Auswertung dürfte hervorgehen, daß uns unsere Regulationsthermographie nicht auf Knopfdruck eine fertige Diagnose liefert. Sie gibt uns einen Einblick in das vegetative Geschehen des Patienten, in die Funktionsmöglichkeiten und -unmöglichkeiten seines Grundregulationssystems. Und damit ist sie eine unersetzliche Hinweisdiagnostik, die verborgene, vergessene, überspielte, vernachlässigte Zusammenhänge im Krankheitsgeschehen aufdeckt und klärt. Sie läßt Symptome deutlich werden, lange ehe der Patient sie als Beschwerden empfindet und formulieren kann. Sie ist auch für homöopathische Ärzte wertvoll, die mit ihrer Mittelfindung ganz darauf angewiesen sind, welche Symptome ihnen vom Patienten geschildert werden. Die gefürchtete »leere Anamnese«, der allzu farblose und nichtssagende Spontanbericht, sie werden durch das thermische Bild beleuchtet und illustriert, der künftige Weg der Krankheit vorausgezeichnet. Und bei der Wertung der Symptome werden sich nach einem Blick auf das Thermogramm so manches Mal die Akzente verschieben.

Aus welcher Sicht auch immer, stets wird der Arzt durch diese Diagnostik gezwungen, den ganzen Menschen gleichzeitig zu sehen, vorrangige Symptome und Beschwerden in den großen Zusammenhang einzuordnen. Entsprechend sind sein gesamtes Wissen und seine ärztliche Erfahrung einzusetzen, zu trainieren und, dank neuer Erkenntnisse aus den Thermogrammen, täglich zu erweitern.

Und noch eins: Keine andere Diagnostik zwingt den Arzt so sehr zu der Frage nach den Ursachen der Erkrankung. Im allgemeinen sind es die Patienten, die diese Fragen stellen: »Herr Doktor, wie komme gerade ich zu dieser schweren Erkrankung?« – »Habe ich etwas falsch gemacht, daß es mir jetzt so schlecht geht?« – Die Ärzte unserer Zeit sind nur allzusehr geneigt, es in der Diagnostik mit einem lateinischen Namen bewenden zu lassen und rasch zur Therapie überzugehen. Ist das Bequemlichkeit? Oder Resignation angesichts so vieler Schadensursachen?

Der Patient dagegen, besonders der chronisch Kranke, wird bereitwillig den durch das Thermogramm verdeutlichten Weg zurückverfolgen, damit er therapeutisch aufgearbeitet werden kann und der weitere Lebensweg frei von alten Fehlern bleibt.

Das Mamma-Thermogramm und seine Auswertung

Das Bild der Mamma-Messung muß auch in den Zusammenhang des Standardthermogramms gestellt werden.

Wir erwarten normalerweise seitengleiche Werte der konsensuellen Meßareale. Bei einer voluminösen Mamma werden wir insgesamt kältere Werte finden als bei einer kleinen, festen Brust. Als Werte aus dem Thoraxbereich liegen sie alle unterhalb der Bezugslinie. Am kühlsten ist stets die Mamille. Nach der Abkühlung sollten alle Werte im Rahmen der Norm kälter werden *(Abb. 15)*.

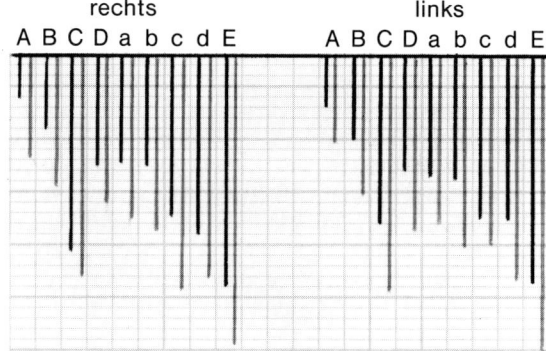

rechts   links
A B C D a b c d E   A B C D a b c d E

Abb. 15: Normales, seitengleiches Mamma-Thermogramm
(Rost, A.)

Finden wir jedoch einen heißen, regulationsgestörten Wert in einem der Quadranten, so ist er je nach Ganzkörperthermogramm verschieden zu beurteilen:

Bei einem insgesamt guten, harmonischen, normal regulierenden thermischen Bild wird der Gedanke an eine akute, isolierte, lokale Erkrankung naheliegen, z.B. an eine Mastitis. Ist jedoch das Standardthermogramm gestört, bietet sich das Bild eines dysharmonischen Terrains, taucht der Verdacht auf ein Malignom auf. Dieses ungünstige Geschehen ist mit heißen, starren Unterbauchwerten kombiniert, mit heißen, starren Werten in den Supraklavikulargruben, mit regulationsstarren Tonsillen und kalten Nebenhöhlenwerten. Auch findet man eine Kreuzung der Ovar- und Mammabefunde, z.B. pathologischer Mammawert links mit pathologischem Ovarwert rechts oder umgekehrt.

In jedem Fall wird ein ungünstiges Mammathermogramm mit weiteren auffälligen thermischen Zeichen im Standardthermogramm Anlaß zu sofortiger klinischer Abklärung sein.

Bei weniger ungünstigem Bild wird man ein Kontrollthermogramm in einer anderen Zyklusphase veranlassen, um die auffallenden thermischen Befunde in ihrer Beweglichkeit und Abhängigkeit vom hormonalen Geschehen zu kontrollieren.

61

Sehr lohnend ist auch hier wieder der suchende Blick nach eventuellen Störfaktoren im übrigen Thermogramm: Besteht der Verdacht auf ein Störfeldgeschehen? *(s.S. 64)*. In einem solchen Fall normalisieren sich die Brustttemperaturen binnen weniger Minuten nach neuraltherapeutischem Vorgehen. Das Kontrollthermogramm nach der Sanierung beweist den bleibenden Erfolg *(s. A. Rost, Atlas, S. 69/70)*.

Ganz besonders sei hier noch einmal darauf hingewiesen, daß wir mit der Regulationsthermographie nicht den »Brustkrebs« diagnostizieren können, wohl aber das Terrain, auf dem er wachsen könnte oder schon gewachsen ist. Nicht nur das Terrain der Brust ist hier gemeint, sondern wieder das Gesamtterrain, von dem die Brust ein Teil ist. Daß die Krebserkrankung keine Lokalerkrankung ist, sondern eine tiefgreifende Allgemeinerkrankung, wird durch die Regulationsthermographie eindrucksvoll bestätigt. Jeder Arzt weiß, daß ein Krebs 20–30 Jahre zu seiner Entstehung braucht. Was sich aber in all diesen Jahren im Organismus ereignet, was sich verändert, damit schließlich die Krebsgeschwulst als Spitze des Eisbergs sichtbar wird, das weiß niemand zu sagen. Einig ist man sich lediglich in der Feststellung, daß es sich hier um ein multifaktorielles Geschehen handeln muß.

Wir sehen in diesem Geschehen eine durch viele Faktoren sich steigernde Belastung des Grundregulationssystems, eine langsam sich entwickelnde Störung der Regulationsfähigkeit, die schließlich in der Malignomerkrankung gipfelt.

Nicht »den Tumor« sehen wir im Thermogramm, aber den Weg dorthin. Und wie die vegetativen Fehlfunktionen den spürbaren Beschwerden um Jahre vorausgehen, kann man auch die sich anbahnenden Veränderungen in der weiblichen Brust schon im Vorfeld erkennen *(s.S. 67)*.

Hier ist mit der Thermographie eine Vorfelddiagnostik und somit auch eine Prophylaxe möglich. Das wäre endlich eine echte Vorsorgeuntersuchung.

Das Zahn-Thermogramm und seine Auswertung

Da das Mittelgesicht wärmer ist als die seitlichen Gesichtspartien, werden sich in unserem Thermogramm, bei der gewählten Meßfolge vom rechten Kieferwinkel über das Schneidezahngebiet weiter bis zum linken Kieferwinkel, die Temperaturabstufungen folgendermaßen darstellen: kühler – wärmer – kühler. In der Balkengraphik imponiert dieser Verlauf wie eine regelmäßige »Sinuskurve«, bei der die Werte des Seitenzahnbereichs meist unter, die Werte des Mittelgesichtes meist über oder auf der Bezugsachse liegen *(s. Abb. 16)*.

Die Abkühlung sollte zu leichter Erwärmung führen, entsprechend der der Hirnwerte.

Findet sich im gesamten Kieferbereich eine Regulationsstarre, dann erhebt sich der Verdacht auf eine Unverträglichkeit zahnärztlichen Materials (Amalgam, Kunststoff?). Gelegentlich können auch andere irritierende Prozesse eine solche »Starre« verursachen, wie z.B. ein verlagerter Zahn oder eine schwere Kieferostitis. Folgt der Verlauf der Meßwerte nicht der regelmäßigen »Sinuskurve«, zeigt das Bild Unregelmäßigkeiten oder Einbrüche *(s. A. Rost, Atlas S. 56–61)*, so kann das verschiedene Gründe haben:

1. Die Störung des Wärmebildes kann von kranken oder devitalen Zähnen her-rühren (Röntgenbild?).

2. Das Wärmebild wird durch die unmittelbare Umgebung, besonders durch die Nebenhöhlen gestört (thermische Werte der Nebenhöhlen?).

3. Das insgesamt gestörte Terrain eines kranken Organismus wirkt sich auch im Gesicht aus, d.h. die Irritation ist hier eine sekundäre Folge primärer Organerkran-kungen. Denn genauso, wie kranke Zähne Auswirkungen auf den Gesamtorganis-mus haben, genauso wird auch der Gesamtorganismus die Zähne beeinflussen kön-nen. Ganz besonders sind solche sekundären Störungen vom Darm her zu erwar-ten, wodurch wieder deutlich wird, daß die Mundhöhle funktionell der Beginn des Verdauungstraktes ist.

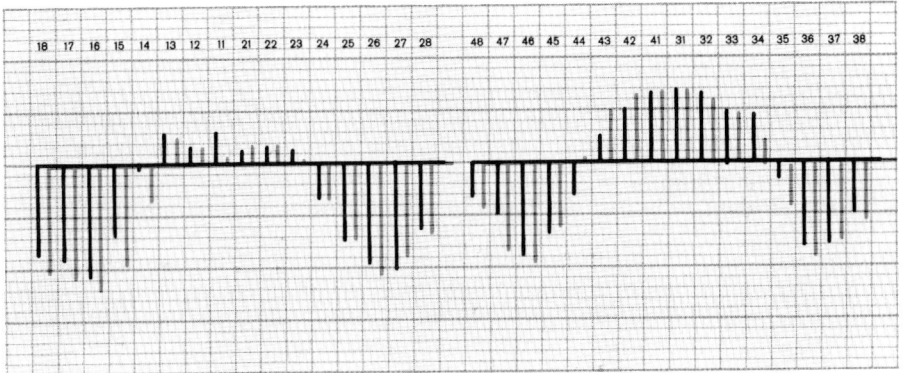

Abb. 16: OK: mäßig gutes Wärmebild im Oberkiefer
UK: sehr gutes Wärmebild im Unterkiefer
(Aus: Rost, A.: Regulationsthermographie, 2. Aufl. Hippokrates, Stuttgart 1987)

Schon um zwischen diesen drei Möglichkeiten differenzieren zu können, wird der Vergleich des Zahnthermogramms mit dem Standardthermogramm notwendig sein. Noch unentbehrlicher wird dieser Vergleich, wenn es um die Frage geht, um deretwillen die Zahnmessung durchgeführt wird: die Frage nach einem Störfeldge-schehen.

Das sogenannte Herdgeschehen

Gibt es eine Herdwirkung kranker Zähne auf fernliegende Organe oder gibt es sie nicht? Diese Frage ist uralt und wird auch heute noch sehr kontrovers diskutiert. Unerbittlichen Verneinern stehen ebenso unversöhnliche Befürworter gegenüber. Lassen die ersteren jeden noch so verdächtigen Zahn im chronisch-kranken Körper stehen, so neigen die letzteren zur Extraktion möglichst vieler Zähne. Die einen wie die anderen sind Extremisten, die der Wahrheitsfindung nicht dienlich sind.

In diesem alten Streit kann die Regulationsthermographie vernünftige Akzente setzen und mit klaren Beweisen zu einem guten Verständnis verhelfen.

Ein »Herd« ist ein chronisch veränderter Gewebsbezirk, von dem allgemeine Erkrankungen oder herdferne umschriebene Prozesse im Organismus ausgelöst und unterhalten werden *(A. Rost)*.

Daß dies möglich ist, begreift man unter dem Aspekt des Grundregulationssystems nach *Pischinger:* Ein chronisch veränderter Gewebsbezirk – das kann ein devitaler Zahn, eine chronisch entzündete Tonsille oder Appendix, das kann auch eine schlecht verheilte alte Narbe u.v.a.m. sein – wird stets durch kleinste Reize das gesamte Regulationssystem irritieren und belasten. Die Frage, ob es sich dabei um Bakterien, Toxine, Allergene oder gar Potentiale handelt, soll hier nicht erörtert werden. Auf jeden Fall sind diese Reize so gering, daß sie vom Patienten nicht wahrgenommen werden, sie sind so klein, daß sie die Reizschwelle der großen Abwehr unterlaufen. Es kommt zu keiner spürbaren Entzündung, zu keiner Abszedierung, keinem Fieber, keinem Leukozytenanstieg. Sie bleiben gewissermaßen im Untergrund und belasten den Organismus dauernd mit kleinsten Irritationen, die abgefangen und ausbalanciert werden müssen.

Solange der Patient bei Kräften ist, solange sein Immunsystem und seine Regulationsfähigkeit noch intakt und belastbar sind, solange wird dieser Ausgleich, dieses Ausbalancieren problemlos zu schaffen sein. Kommt aber eine weitere Belastung hinzu, der sog. »Zweitschlag« – das kann eine größere Operation sein, oder eine Schädigung der Darmflora oder der Leber, das kann auch ein psychischer Schock oder Streß sein – dann tritt der Augenblick ein, wo das Regulationssystem überfordert ist, seine Möglichkeiten des Ausgleichs erschöpft sind. In diesem Augenblick wird aus dem bisher unbeachteten Störfeld ein *aktiver* Herd, der zu einem *Herdgeschehen* führt. Und dieses Geschehen wird sich stets am locus minoris resistentiae des jeweiligen Organismus abspielen. Das erklärt, warum »die Herderkrankung« kein einheitliches Bild bietet, sondern von Patient zu Patient ganz anders aussehen kann. Das einzige, was sich sicher sagen läßt, ist, daß in diesem Stadium eine deutliche Regulationsstörung diagnostizierbar ist. Darum verlangt *Perger,* daß eine Herddiagnostik stets eine Regulationsdiagnostik sein muß.

Im Regulationsthermogramm ergibt sich die Diagnose eines Herdgeschehens aus folgenden Symptomen:

● seitenungleiche Werte in den Ellenbeugen, in denen sich die allgemeine Regulationsfähigkeit spiegelt. Dabei ist auf einer Seite (meistens der Herdseite), auch die Regulation gestört, es wird also eine »Starre« oder eine überschießende Regulation zu finden sein.

● Die Absolutwerte im Thorax- und Abdominalbereich sind angehoben, wärmer als normal, das kranio-kaudale Temperaturgefälle ist verwischt bis aufgehoben. Die Regulationen sind hier aber noch vorhanden.

● Ob der aktive Herd im Kopf- oder Abdominalbereich zu suchen sein wird, muß sich aus dem Gesamtbild, aus der Beziehung der übrigen Werte zueinander ergeben: Veränderte Halslymphwerte deuten auf den Kopfbereich, veränderter Plexus-solaris-Wert auf die Abdominalregion.

Aus diesen drei Gründen ist ein isoliertes Zahnthermogramm zur speziellen Suche nach Zahnherden sinn- und zwecklos. Die Diagnose eines Herdgeschehens

64

ist eine Ganzkörperdiagnose. Nur der Vergleich von Zahn- und Ganzkörperthermogramm ermöglicht die Aussage, ob und wo sich ein aktiver Herd befindet.

Die Gebrüder *Hunecke* haben bewiesen, daß sich die Wirkung eines solchen aktiven Herdes auf den Gesamtorganismus vorübergehend ausschalten läßt. Sie injizierten in die Gegend des Herdes wenige Milliliter einer Lokalanästhesielösung und erlebten daraufhin, daß bislang ungeklärte Kopf- oder Gliederschmerzen umgehend verschwanden und erst nach mehreren Stunden wieder auftraten. Mit diesem »Sekundenphänomen« war der kausale Zusammenhang des fernen Schmerzes mit dem Herd bewiesen: Das Anästhetikum isolierte den Herd, hängte ihn gewissermaßen vom Grundregulationssystem ab, so daß dieses sich wieder in kürzester Zeit restaurieren konnte. Damit war die Neuraltherapie geboren, benannt nach ihrer Wirkung auf das Neurovegetativum.

Nicht jedes Herdgeschehen löst schmerzhafte Erkrankungen aus. Viele unklare, therapieresistente, chronische Erkrankungen können so von einem fernen Störfeld ausgelöst und unterhalten sein. Sie können es, müssen es aber nicht sein. Ob sie herdbedingt sind oder nicht, läßt sich außer durch das Sekundenphänomen ebenso gut, ebenso schnell durch das Regulationsthermogramm beweisen. Denn nach der neuraltherapeutischen Unterbrechung der Beziehung zwischen Herd und krankem Erfolgsorgan kehren dort die gesamten vegetativen Regulationen rasch zur Norm zurück, auch die der Wärmeregulation, was in wenigen Minuten nachzumessen ist:

Nach der Zweitmessung erfolgt die Überprüfung des Thermogramms auf die Möglichkeit einer vorliegenden Störfelderkrankung (Ellenbeugen, Brust- und Bauchtemperaturen?). Wird diese Frage bejaht, wird der vermutete Herd mit einem Lokalanästhetikum oder Neuraltherapeutikum angespritzt, ganz im Sinne der Neuraltherapie. Fünf Minuten nach der Injektion wird eine dritte Messung vorgenommen, gleich der ersten und der zweiten Messung, jetzt in grüner Farbe geschrieben. Das Ergebnis dieser Drittmessung kann folgendermaßen aussehen:

1. Es geschieht nichts. Trotz Manipulation, trotz Angst, Stich, Schmerz, Pharmakon gleicht die grüne Drittmessung genau der roten Zweitmessung. Lediglich vorher schon überschießend regulierende Werte können noch ein wenig kühler geworden sein, was sie auch ohne Anspritzen in diesen fünf Minuten geworden wären.

Schlußfolgerung: Der schuldige Herd wurde nicht getroffen oder die Erkrankung ist nicht herdbedingt, die Ursache ist anderweitig zu suchen (Darm?).

2. Das Wärmebild verändert sich nach der Injektion, und das nicht nur in der Umgebung der Infiltration, sondern auch und vor allem fernab.

Schlußfolgerung: Von dem injizierten Bezirk gehen Fernwirkungen aus, die Herdwirkung ist bewiesen.

Von dem Anspritzen eines alleinschuldigen Herdes erwarten wir im dritten Thermogramm folgende Änderungen:

● Wiederherstellung der Seitengleichheit der Ellenbeugenwerte und die Normalisierung ihrer Regulation,

● Normalisierung einiger Körperwerte oder wenigstens deren Wanderung in Richtung Norm. Diesen Besserungen im Thermogramm zufolge wird man eine Besserung der entsprechenden Beschwerden und Symptome nach der Sanierung des Herdes prognostizieren können. In diesen Fällen eines klaren, alleinschuldigen

Herdes wird das Kontrollthermogramm einige Zeit nach der operativen Sanierung genau dem Thermogramm nach Anspritzen entsprechen: der Erfolg ist also voraussehbar *(s. A. Rost, Atlas S. 67/68).*

● Normalisierung des Gesichtsbildes im Zahnthermogramm. Dabei darf der grüne Drittwert sich auch um mehr als 1°C bewegen, denn hier handelt es sich nicht um eine Thermoregulation, sondern um eine Entlastung eines gestörten Gebietes, dem nun die Rückkehr zur Norm möglich wird.

3. Nicht immer aber haben wir es mit so eindeutigen Ergebnissen zu tun. Gelegentlich wird sich zwar eine Besserung des Gesichtsbildes, eine Annäherung der Ellenbeugenwerte feststellen lassen, ohne daß es zu einer völligen Normalisierung kommt. In diesen Fällen erlauben auch die Veränderungen im Thorax- und Abdominalbereich oft keine eindeutigen Rückschlüsse.

Schlußfolgerung: In diesen Fällen wurde sicher ein Störfaktor getroffen, doch dürfte er nicht der einzige sein. Hier beeinflussen sich Körper und Zahnsystem gegenseitig, hier wird eine Herdsanierung ohne vorherige und begleitende Therapie des übrigen Krankheitsgeschehens unbefriedigend bleiben.

Diese Voraussehbarkeit des späteren Erfolges auf das Gesamtgeschehen, dieses Abwägenkönnen von Einsatz und Folgen, das durch die Regulaltionsthermographie, kombiniert mit der Neuraltherapie, möglich wird, kann manchen Zahnarzt vor überschießenden Aktivitäten und manchen Patienten vor der allzufrühen Totalprothese bewahren. Nur die Entfernung des tatsächlichen Herdes führt zu einem Aufatmen, zu einer Entlastung des Regulationssystems, und ermöglicht so binnen kurzem die Rückkehr zur Norm. Operative Eingriffe in einem anderweitig belasteten und gestörten Milieu können dagegen zu keiner Besserung führen, sie werden nur als neue zusätzliche Belastungen empfunden. In einem vom kranken Körper her gestörten Mund werden die Heilungschancen erheblich reduziert sein. In einer Mundhöhle, für die sich kein thermischer Regulationsausgleich erreichen läßt, kann jeder Eingriff zum Boden für ein neues Störfeld werden.

Teil D

Das Gespräch mit dem Patienten

Ist die Messung beendet, das Thermogramm beschriftet und dem Arzt zur Beurteilung übergeben, wird der Patient voller Ungeduld auf die Besprechung, das Ergebnis warten.

Diese Besprechung sollte zweckmäßigerweise mit der Frage nach Beschwerden und dem Aufnehmen der Anamnese beginnen, die auf einem Extrabogen notiert wird. Dabei wird das danebenliegende Thermogramm schon hilfreich sein, da es, nach Ende des Spontanberichtes, Hinweise für gezielte Fragen gibt. Wenn man während des Spontanberichtes die geschilderten Beschwerden mit dem thermischen Bild vergleicht und sie bestätigt findet, werden sich umgekehrt die eigenen Fragen aus dem Thermogramm herleiten und dann sekundär mit den Antworten des Patienten verglichen. Immer wieder werden wir so, mit Hilfe des thermischen Bildes, länger zurückliegende, fast vergessene Störungen und Zusammenhänge im Krankheitsverlauf und in ihrer Entwicklung aufdecken können. Sind sie dem Patienten einmal in Erinnerung gerufen und nachgezeichnet worden, so wird uns der Patient oft bestätigen: »Das sagte ich doch immer, aber keiner wollte es mir glauben!«

Es kann aber auch anders sein. Wir sehen zuweilen Störungen im Thermogramm, auf die keine Beschwerden und keine Anamnese hinweisen. Hier wissen wir, daß wir auf eine Störung gestoßen sind, die sich noch in der Entwicklung befindet. Für den Arzt ergibt das einen ganz wichtigen Hinweis, mit dem man aber den Patienten nicht in jedem Fall beunruhigen sollte.

Schon *Schwamm* schilderte seine Beobachtungen mit gestörten Regulationen, die zum Boden für spätere Krankheiten wurden. *Gauthérie* fand das gleiche mit der Plattenthermographie: Über 1/3 der Frauen, die einen heißen Fleck auf der Mamma hatten ohne jede sonstige Beschwerden, entwickelten innerhalb von 5 Jahren an genau dieser Stelle einen Brustkrebs. Bestanden bereits Knoten und andere krankhafte Veränderungen, so liegt der Prozentsatz, an der Stelle der thermischen Störung eine maligne Erkrankung zu entwickeln, noch sehr viel höher. Umgekehrt jedoch, ohne eine Wärmeveränderung, bleiben selbst Knoten und Zysten gutartig.

Es kann nach den Erfahrungen der gesamten Thermographie keinen Zweifel mehr geben, daß das primäre Geschehen die Störung der vegetativen Funktion ist, und daß sich erst sekundär in ihrem Gefolge die funktionellen Beschwerden und schließlich tertiär die Organerkrankungen aufbauen. Dabei kann die Neigung zu solchen primären Regulationsstörungen sogar schon ererbt sein, wie *Schumacher* nachweisen konnte. Gesunde junge Kinder zeigen im Thermogramm schon die Schwachstellen ihrer Familie. Welch eine Möglichkeit, prophylaktisch tätig zu werden! Keine andere Diagnostik ermöglicht uns diese Einblicke in das Werden von Krankheiten. Schließlich hat jeder Mensch seine Schwachstellen, mit denen er leben muß. Wenn man sie aber rechtzeitig erkennt, hat man die Möglichkeit, sich in Lebensführung und Ernährung darauf einzustellen und so das Manifestwerden einer organischen Erkrankung zu verhindern.

In jedem Fall wird der Arzt im Gespräch mit viel Fingerspitzengefühl vorgehen müssen. Einerseits wollen wir aus den Patienten keine Hypochonder machen, die ihr Leben lang ängstlich auf ihre Schwachstellen achten oder gar an der Tablettenschachtel hängen. Andererseits aber sollten doch die thermische Untersuchung, das Ergebnis und die Besprechung ihren Sinn und Zweck erfüllen. Es wird stets ein sehr individuelles Eingehen auf den Patienten nötig sein, um hier ein Zuviel, dort ein Zuwenig zu vermeiden.

Chronische Krankheiten

In unseren Lehrbüchern der Physiologie finden wir unter dem Stichwort der »Regulation« die individuell unterschiedlichen Regulationsmöglichkeiten angegeben, die normalen und die krankhaften. Exakte Kurven belegen die Versuchsergebnisse. Die Frage nach dem »Warum«, »Wodurch«, »Seit wann« der pathologischen Reaktion wird aber weder gestellt noch beantwortet.

Pischinger stellte sich diese Frage und versuchte, eine Antwort zu finden. Er erforschte nicht nur die Struktur des Grundregulationssystems, sondern vor allem auch seine Reaktionsweise. Vor und nach einer Venenpunktion wurden all die vielfältigen Blutwerte untersucht, die er zu seinen Forschungen heranzog. Dabei zeigte sich zum einen, daß sämtliche untersuchten Parameter durch diesen kleinen Reiz irritiert und ausgelenkt wurden, um erst nach Stunden wieder zum Ausgangswert zurückzukehren; ein Beweis für die geschlossene, einheitliche Reaktion des ganzen Systems selbst auf kleinste lokale Reize. Zum anderen wurden die Werte individuell unterschiedlich stark ausgelenkt: Den als normal anzusehenden Regulationen der gesunden Probandengruppe standen solche gegenüber, die zu wenig bis garnicht regulierten, und andere, die weit überschießend regulierten. Waren unter den letzteren vor allem Ekzematiker, Asthmatiker, insgesamt Allergiker zu finden, so war die Gruppe der ungenügend regulierenden vielgestaltiger. *Pischinger* gibt für diese insgesamt chronisch Kranken als Ätiologie an

● Herdgeschehen   ● Maligne Erkrankungen   ● Iatrogene Schäden

Ist die auf Grund eines Störfeldgeschehens entstandene Regulationshemmung durch Sanierung relativ rasch und dauerhaft behebbar, so ist die im Rahmen maligner Erkrankungen beobachtete Regulations»starre« sehr viel therapieresistenter bis irreversibel. Dabei diskutiert *Pischinger* bereits die Frage, ob nicht eben diese Regulationsstörung der primäre Faktor war, der letztendlich in das maligne Krankheitsgeschehen hineinführte.

Als mögliche iatrogene Schäden führt *Pischinger* vor allem an

● Kortikoide   ● Zytostatika   ● Ionisierende Strahlen

Das ist gut denkbar, werden doch gerade diese therapeutischen Maßnahmen – da, wo es nötig ist - bewußt als »Mesenchymbremse«, als Hemmer bindegewebiger Reaktionen eingesetzt.

Und doch war *Pischinger* nicht der Erste, der sich Gedanken um die Ursachen chronischer Krankheiten machte. 150 Jahre vor ihm gab es schon einen sehr gewissenhaften Beobachter der sich ändernden und veränderten Reaktionsweisen seiner Patienten: *Samuel Hahnemann*, der Begründer der Homöopathie. Er legte seine Beobachtungen nieder in dem Werk seiner reifen Jahre:»Die chronischen Krankheiten«.

Es war ihm aufgefallen, daß Patienten, die bislang auf arzneiliche Reize normal und in erwartungsgemäßem Rahmen reagiert hatten, sich in ihrem Antwortverhalten völlig änderten, nachdem sie eine schwere Erkrankung durchgemacht hatten. Und zwar sah er je nach Erkrankung (und ihrer zeitgemäßen Behandlung) drei verschiedene krankhafte Reaktionsänderungen. Die Geißeln seiner Zeit waren die »Krätze« – und andere Hauterkrankungen, die damals sicher noch nicht so scharf getrennt wurden – die Gonorrhöe und die Syphilis.

Hahnemann sah nach überstandener »Krätze« eine verminderte Reaktionsweise, die er»Psora« nannte, nach einer Gonorrhöe eine überschießende Reaktion, die er »Sykose« nannte, nach einer Syphilis eine tief-zerstörende Reaktionsweise, die er einfach»Syphilis« nannte.

Diese alten Bezeichnungen, die nur aus den medizinischen Ansichten jener Zeit zu erklären sind, sagen uns heute nichts mehr. Darum wurden sie von *Dorcsi* durch Bezeichnungen ersetzt, die der uns verständlicheren symptomatologischen Betrachtungsweise entsprechen. Er nannte sie »lymphatisch«, »lithämisch« und »destruktiv«.

Was in *Hahnemanns* eigener Sprache und durch die geistige Entfernung von anderthalb Jahrhunderten uns heutigen Medizinern nur schwer verständlich ist, hat *Ortega* logisch herausgearbeitet:

»Psora« bzw. »Lymphatismus« bezeichnet die Reaktionsweise

        zu wenig
        ungenügend
        kümmerlich

»Sykose« bzw. »Lithämie« bezeichnet die Reaktionsweise

        zu viel
        überschießend
        ausufernd

»Syphilis«, »Syphilinie« bzw. »Destruktion« bezeichnet die Reaktionsweise

        zerstörend
        ungeordnet
        zerfallend

Krätze, Gonorrhöe und Syphilis *(vgl. Tab. 3)* haben für uns heute dank der Erfolge der modernen Medizin ihre Schrecken verloren.

Die von *Hahnemann, Dorsci* und *Ortega* herausgearbeiteten Reaktionsformen aber gibt es heute genauso wie damals. Die Ursachen mögen sich geändert haben, die möglichen Reaktionsveränderungen des menschlichen Organismus aber sind die gleichen geblieben.

Und im Regulationsthermogramm liegen sie förmlich vor uns. Es sind jene Extremformen, die auf den ersten Blick das Bild prägen *(Abb. 17 A, B, C):*

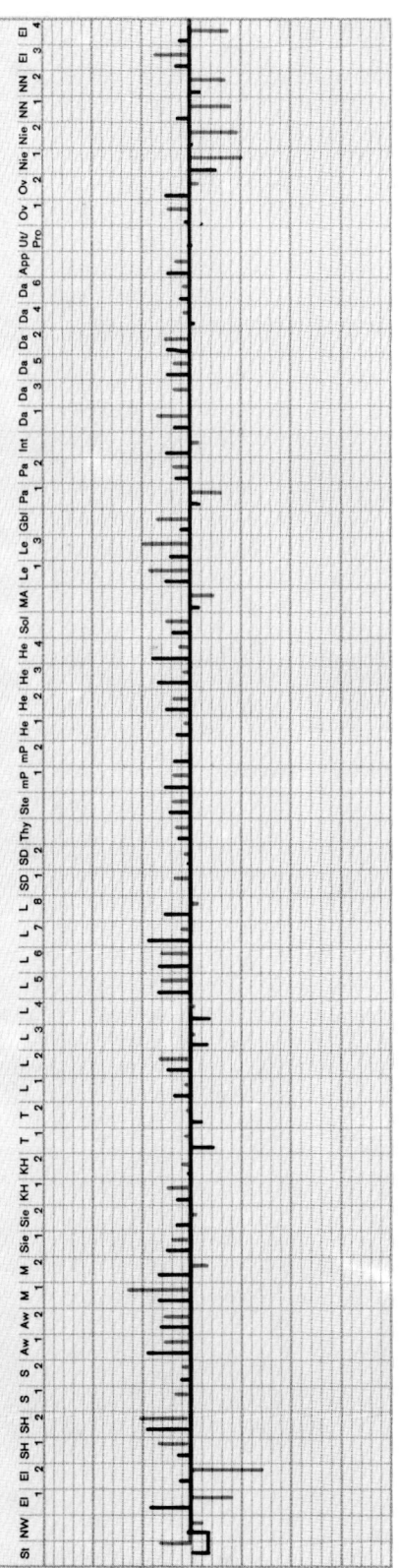

A

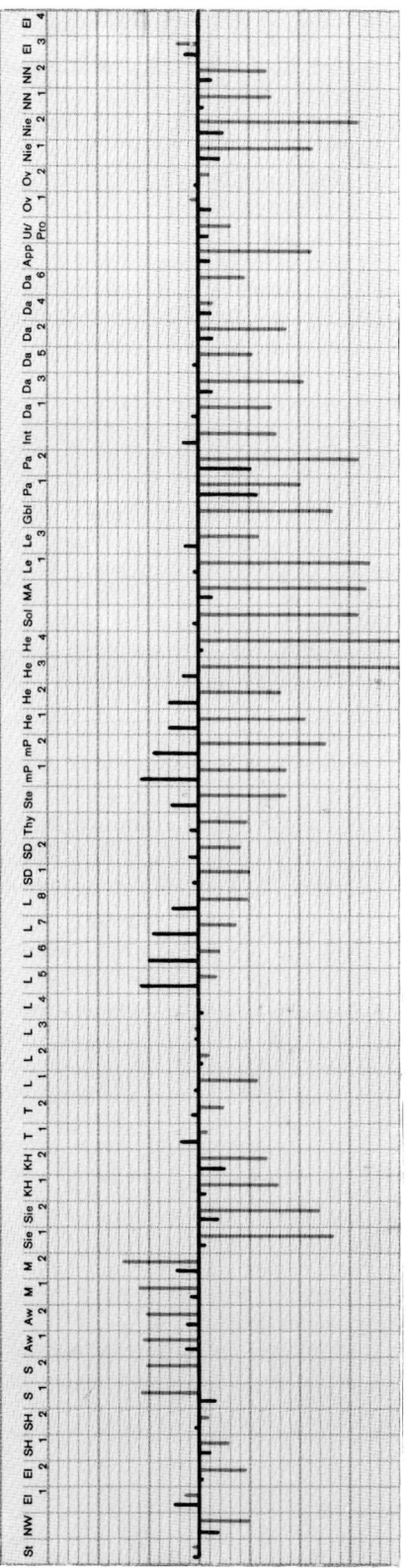

B

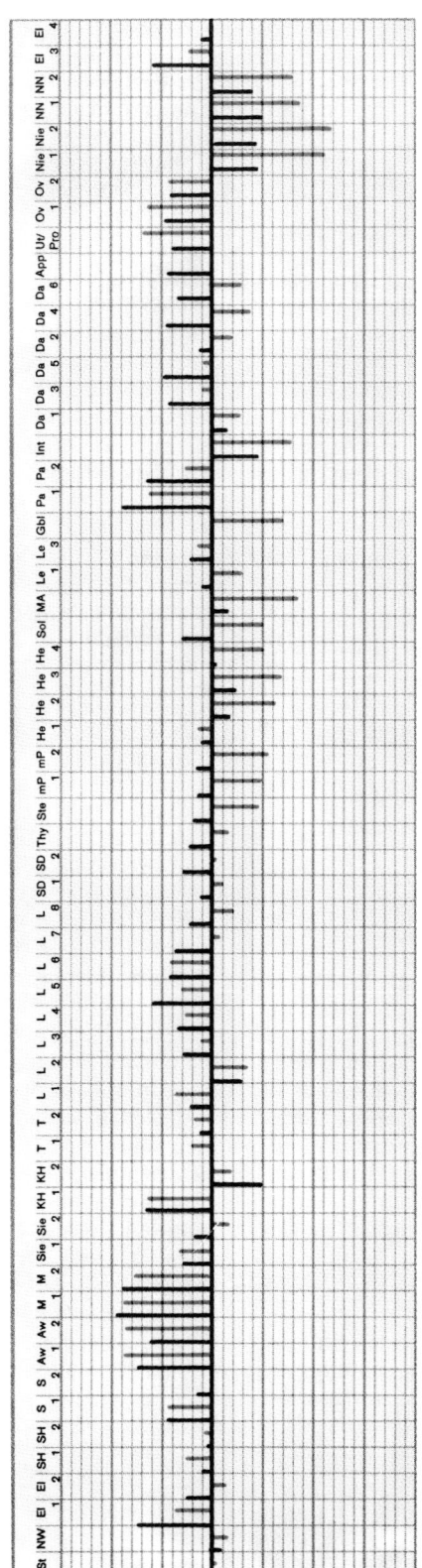

C

Abb. 17: A = Hyporegulaltion,
B = Hyperregulation, C = chaotische
Regulation
(Rost, A.)

Die Hyporegulation, bei der die Differenz zwischen schwarzem Erstwert und rotem Zweitwert ganz gering, fast aufgehoben erscheint, das ganze Thermogramm geprägt ist von diesen eingeschränkten Ausschlägen,

die Hyperregulation, bei der die Differenz zwischen Erst- und Zweitwert überschießend stark ist, das Bild des Thermogramms beherrscht wird durch die enormen Ausschläge, und

die chaotische Regulation, bei der schon der erste Blick ein »Drunter und Drüber« erkennt: heiße Werte über der Bezugslinie liegen dicht neben kalten Werten unter der Bezugslinie, starre Werte sind überschießenden Regulationen dicht benachbart, oft nur durch wenige Zentimeter Bauchhaut voneinander getrennt. Hier gibt es kein gemeinsames vegetatives Konzept mehr wie bei den beiden ersten Reaktionsformen, wo ein zwar schon pathologisches, aber doch noch geordnetes, harmonisches Bild sich bietet, hier reagiert jedes Areal nach anderen vegetativen Gegebenheiten, hier ist die Harmonie des Grundregulationssystems zerstört, hier ist *Dorcsis* »Destruktion« sichtbar geworden. Wir werden diese chaotische Regulationsform als die am schwersten veränderte werten müssen *(Tab. 3).*

Tab. 3: Definition der drei Reaktionsformen chronischer Krankheiten

Miasmenlehre	Psora	Sykose	Syphilis	*Hahnemann, Ortega*
Sympto-matologie	Lympha-tismus	Lithämie	Destruktion	*Dorcsi*
Stich-phänomen	»Starre«	über-schießende Reaktion	---	*Pischinger*
Regulations-thermographie (Kontakt-verfahren)	Hypo-regulation	Hyper-regulation	chaotische Regulation	*A. Rost* und *J. Rost*

Wenn wir festhalten, daß chronischen Krankheiten primär eine Funktionsstörung im vegetativen Geschehen zugrunde liegt und daß es drei Extremformen dieser Funktionsstörungen gibt, so wird jeder Arzt als nächstes die Frage stellen, welche klinischen Krankheitsbilder welcher Regulationsform zuzuordnen sind.

Um darauf eine Antwort geben zu können, verglichen wir die Anamnesen und Beschwerdebilder der Patienten mit ihren thermischen und regulatorischen Besonderheiten. Dabei zeigte sich, daß es nicht einfach möglich ist, aus den Konstellationsphänomenen bündig auf eine klinische Diagnose zu schließen. Das mag enttäuschend für denjenigen sein, der gewohnt ist, in der klinischen Diagnose »die Krankheit« zu sehen. Es bestätigt aber den Arzt, der in der Gesamtsymptomatik nur die individuelle Ausprägung einer tiefgreifenden Störung der Regelmechanismen sieht. Homöopathischen Ärzten ist diese Betrachtungsweise von jeher vertraut und sie ziehen ihre therapeutischen Konsequenzen daraus.

Es gibt jedoch große Krankheitsgruppen, die dem einen oder anderen Regulationstyp zugeordnet werden können. Am auffallendsten war die Häufung der Gelenk- und Wirbelsäulenbeschwerden, der Nieren- und Gallensteine in der Gruppe der Hyperregulativen. Hier klingt Dorcsis »Lithämie« deutlich an. Allerdings finden sich unter den Arthropathien sowohl Arthritiden wie Arthrosen, positive wie negative Rheumafaktoren, ja sogar rheumatischer wie gichtischer Formenkreis. Wo sich überschießende Reaktionen noch ohne Gelenkbeschwerden finden, da kann ihr baldiges Auftreten mit ziemlicher Sicherheit prognostiziert werden.

In der Gruppe der Hyporegulativen finden wir vor allem jene Patienten mit diffusen, unklaren Beschwerden ohne klinischen Befund, Beschwerden im Sinne einer »vegetativen Dystonie«. Dieser inzwischen verpönte Begriff, der zu vermeiden ist, da er einer klaren klinischen Diagnose ermangelt, könnte unter unserem Gesichtspunkt kaum besser gewählt werden: es handelt sich hier tatsächlich um eine Unterfunktion des vegetativen Leistungsvermögens.

In der Gruppe der chaotisch Regulierenden treten zwar auch unklare, kaum faßbare funktionelle Beschwerden auf, doch gibt es hier sehr oft bereits klinische Befunde im Sinne einer Präkanzerose, z.B. Uterusmyome, Mastopathien, Leukoplakien, Zysten, Adenome. Auch scheint die Anzahl der familiären Krebsbelastungen hier höher zu sein als in den anderen beiden Gruppen.

Umso auffallender und merkwürdiger, daß die Anzahl der manifesten Karzinome und Systemerkrankungen in allen drei Extremgruppen fast gleich hoch ist. In der Gruppe der normal Regulierenden fand sich jedoch kein einziges Karzinom.

Wieviel Wert müßte da der Prophylaxe beigemessen werden, wie sehr müßte von Kindesbeinen an für die gute und gesunde Regulationsfähigkeit getan werden! Fallen einem da nicht die alten chinesischen Ärzte ein, von denen man sagt, sie seien nach der Anzahl der Gesunden, nicht der Kranken in ihrem Distrikt besoldet worden?

Wann beginnen sich diese Regulationsstörungen zu entwickeln? Diese Frage stellten wir den Kinderärzten. Die Antwort waren die bereits erwähnten Feststellungen Schuhmachers, der die familiäre Weitergabe regulatorischer Schwachstellen fand. Mit diesen ererbten Schwächen wird sich jeder Mensch auseinanderzusetzen haben.

Eine Fortsetzung gewissermaßen erlebten wir in unseren Helferinnenkursen, in denen sich gesunde junge Frauen und arbeitsfähige Mädchen gegenseitig im thermischen Messen übten. Bei insgesamt noch guten Thermogrammen konnte man fast jeder schon ihre Schwachstellen zeigen, und in diesem Alter konnten auch schon die ersten Vorzeichen erfragt werden: Das nicht sehr belastbare Herz- und Kreislaufsystem, gewisse Nahrungsmittelunverträglichkeiten, oder die ersten Probleme im Urogenitalbereich. Wie gut, schon in so jungen Jahren um diese Schwächen zu wissen, aus dem Thermogramm die Bestätigung zu bekommen und sich in der ganzen Lebensführung darauf einstellen zu können, nicht im Sinne eines Hypochonders mit schwerer Medikation, sondern im Sinne einer Rücksichtnahme und Pflege.

Im späteren Erwachsenenalter sind die wenigsten Thermogramme noch von befriedigender Struktur. In fast allen lassen sich zumindest lokale Störungen, wenn nicht gar generelle Milieuveränderungen finden. Es lassen sich nach den verschiedensten Ursachen Verstärkungen oder auch neu hinzukommende Regulationsstörungen feststellen und verfolgen. Eine falsche Ernährung (eine für diesen Menschen falsche Ernährung!) und Genußgifte, eine (für *diesen* Menschen) falsch gewählte Therapie können hier schwer reversible Schäden setzen. Die Beobachtung im Thermogramm läßt die Individualität zu Worte kommen, macht deutlich, daß allgemein Bewährtes, allgemein Anerkanntes nicht für jede Persönlichkeitsstruktur von gleichem Wert sein muß. Hier im Thermogramm läßt sich rechtzeitig Auskunft darüber erhalten. Und es läßt sich bei einer gut gewählten Therapie der Weg in die Gesundung verfolgen. Hier liegt der zuverlässigste Beweis für die Richtigkeit der aus dem Thermogramm gewonnenen Erkenntnisse.

Gesundheit

Ein Hauptkriterium jeden lebenden Systems besteht darin, daß es auf eine von außen einwirkende »actio« mit einer »reactio« antworten kann. Es wird eine Störung seiner Gesundheit nicht passiv hinnehmen, erleiden, es wird im Gegenteil bestrebt sein, die Irritation seines Gefüges, den Schaden an Substanz und Funktionsfähigkeit so rasch wie möglich selbsttätig zu reparieren, auszugleichen, die Gesundheit mit oder ohne Narbenbildung wieder herzustellen.

Aus kybernetischer Sicht gesehen *(s.S. 18)* ist Gesundheit kein Zustand, sondern ein durchaus labiles Gleichgewicht, das zu erhalten eine lebenslängliche Aufgabe ist. Sie ist ein Balanceakt, dessen Gelingen oder Mißlingen von der Funktionsfähigkeit der Regelmechanismen abhängt. Noch in keiner der bekannten offiziellen und inoffiziellen Definitionen des Gesundheitsbegriffes klingt diese Forderung nach dem leistungsfähigen Regulationsvermögen an. Stets wird »Gesundheit« aus dem statischen, nie aus dem dynamischen Gesichtswinkel charakterisiert, stets als Zustand, nie als Prozeß gesehen. Bei der bekannten Definition der Weltgesundheitsorganisation, bei der Gesundheit als »Zustand völligen körperlichen, seelischen und sozialen Wohlbefindens« beschrieben wird, fällt ferner auf, daß hier absolut subjektive Gefühle zum Maßstab genommen wurden. Ganz im Gegensatz dazu läßt aber unsere offizielle Medizin für die Beurteilung eines Patienten nur objektive Befunde gelten. Kann man sich ein Gutachten über die Arbeitsfähigkeit eines Versicherten vorstellen, in dem der Beurteilung die Maßstäbe der WHO zugrundegelegt wurden?

Und so schließt sich der Kreis: Wie für die Diagnostik sowohl der materielle als auch der funktionelle Aspekt, die quantitative wie qualitative Beurteilung herangezogen werden muß, so muß auch der Begriff der Gesundheit umfassender definiert werden. Gesundheit ist mehr als nur das vollzählige Vorhandensein der notwendigen Substanz, mehr als ein Zustand des Wohlbefindens, der auch durch Drogen zu erreichen wäre. Gesundheit ist ein Prozeß, ein geglücktes Gleichgewicht, also eine durchaus aktiv erbrachte Leistung. Das körperliche, seelische und soziale Wohlbefinden wird dann sekundär die logische Folge dieser Leistungsfähigkeit sein. Eher wird ein Einarmiger mit guter Funktionsfähigkeit seiner Regelmechanismen ein vollgesundes, aktives und erfülltes Leben führen können als jener Leistungsschwache, dem kein pathologischer Laborwert nachzuweisen ist. Die Belastbarkeit auf Reize im Einzelnen wie auf Anforderungen des Lebens im Allgemeinen sind das entscheidende Kriterium für den Begriff der Gesundheit.

Wie aber steht es mit der Gesundheit der Menschheit im Jahre 1987?

74

Die Statistiken, die Diagnosen der Kliniken, die ansteigenden Ziffern der Früh-rentner sprechen eine eindeutige, nicht zu widerlegende Sprache: Trotz immer größer werdender finanzieller Aufwendungen für das Gesundheitswesen ist die Menschheit keineswegs gesünder geworden. Jeder alte Arzt hat im Laufe seiner 30, 40 oder gar 50 Berufsjahre eine eindrucksvolle Abnahme der akuten Krankheiten bei gleichzeitiger Zunahme der chronischen Erkrankungen beobachten können. Und er wird voller Besorgnis registriert haben, daß Erkrankungen des höheren Lebensalters bei immer jüngeren Menschen auftreten, vom Herzinfarkt über Depressionen bis zu Autoimmunerkrankungen.

Die immer wieder zu hörende beschwichtigende Argumentation, das durch-schnittliche Lebensalter sei doch noch nie so hoch gewesen wie heute, also könne doch das alles nicht so schlimm sein, ist eine gefährliche Milchmädchenrechnung. Denn abgesehen von der statistikwirksamen Minderung der Säuglingssterblichkeit sind die Menschen, die heute das durchschnittliche Lebensalter erreicht haben, noch vor dem Ersten Weltkrieg geboren. Sie haben eine beneidenswert gesunde Kindheit erlebt, sie sind in einer nahezu heilen, da noch schadstoffarmen Umwelt aufgewachsen, sie hatten noch alle Möglichkeiten, von Kindesbeinen an ihr Immun-system zu trainieren. Werden auch unsere schon so frühzeitig Kranken, die Früh-rentner, das 70., das 75. Lebensjahr erreichen? Und wenn ja, in welchem Zustand und auf wessen Kosten?

Keine Frage, den großartigen Erfolgen der modernen Medizin auf dem Gebiet der Seuchenbekämpfung, der Infektionsbehandlung und der Ersatzteilmedizin stehen ungelöste Probleme auf dem Gebiet der chronischen Krankheiten gegen-über. Obwohl (oder weil?) man ihnen mit den gleichen Methoden und Medikamen-ten zu begegnen sucht, die sich bei den akuten Geschehnissen so hervorragend bewährt haben, ist die Lawine nicht einzudämmen.

Wie lange kann man sich noch damit begnügen, Symptome zu mildern, und im übrigen alles laufen zu lassen wie bisher? Es wäre an der Zeit, sich über dieses Pro-blem grundsätzliche Gedanken zu machen. Man muß sich fragen, warum hier eine gewaltige gesundheitspolitische Entwicklung in die falsche Richtung läuft, in eine ungeheuer kostenträchtige noch dazu. Wenn schon nicht ärztliches Nachdenken aus übergeordneter Sicht, so wird zumindest dieser Kostenfaktor in absehbarer Zeit dazu zwingen, den bisherigen Denkansatz zu überprüfen. Dabei können auch die Erkenntnisse aus der Regulationsthermographie von richtungsweisendem Wert sein, sie geben uns Antwort auf viele grundlegende Fragen.

Was unterscheidet chronische Krankheiten von akuten? Wie muß die Therapie chronisch Kranker geändert werden, um auch auf diesem Sektor zu befriedigenden Erfolgen zu kommen? Welche Möglichkeiten gibt es, den chronisch geschädigten Patienten wieder zu einer stabileren Gesundheit und neuer Lebensfreude, den behandelnden Ärzten zur Überwindung mancher Frustration und den Krankenkas-sen zu überschaubareren Bilanzen zu verhelfen? Es ist an der Zeit, die chronischen Krankheiten, diese Stiefkinder der modernen Medizin, aus ihrem vernachlässigten und schamhaft überspielten Schattendasein zu holen und ihre ganz eigenen Gesetze, die Gesetze der veränderten, gestörten Regulationsfähigkeit, mit der gleichen Intensität, dem gleichen Aufwand zu erforschen und letztendlich ihre Dia-gnostik und Therapie neu zu überdenken.

Therapeutische Konsequenzen

Wie müßte eine Therapie aussehen, die diesen Grundgegebenheiten gerecht wird, die in der Lage ist, aus diesem gefährlichen Weg in die chronische Krankheit herauszuführen?

Hier ist jede Therapie von Nutzen, die die Regulationsfähigkeit des Organismus bessert. Umgekehrt muß jede Therapie gemieden werden, die das Regulationsvermögen schwächt oder gar blockiert. Ziel einer jeden Maßnahme muß sein, die Regelmechanismen zu pflegen, zu fördern, zu trainieren und ihnen wieder zu einer normalen, ausgewogenen Balance zu verhelfen. Und da gibt es viele gute Möglichkeiten. Das Denkmodell des Regelkreises *(Abb. 18)* erlaubt hierbei eine rasche Übersicht und klare Einteilung.

Der therapierende Arzt kann eingreifen *(vgl. Tab. 4 auf S. 82)*

a) am Bewältigungsprogramm – im Sinne einer Modifikation
b) an der Regeleinrichtung – im Sinne einer Stärkung ihrer Leistungsfähigkeit,
c) an der Störgröße – im Sinne der *Aus*schaltung oder der *Auf*schaltung.

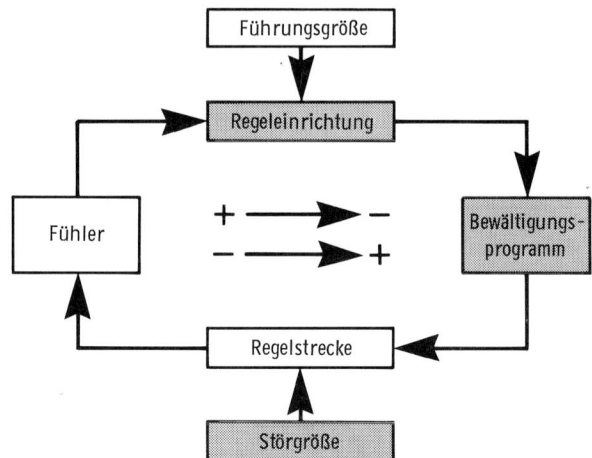

Abb. 18: Therapeutische
Angriffsmöglichkeiten
am Regelkreis

Modifikation am Bewältigungsprogramm

Dem Patienten wie dem Arzt ist am meisten daran gelegen, die lästigen Reaktionen, mit denen der Körper aus eigener Kraft der Krankheit Herr zu werden versucht, so rasch wie möglich zum Abklingen zu bringen: das Fieber, die Schmerzen, den Durchfall, den Husten. Erreicht wird das am schnellsten mit den »Anti«-Mitteln: dem Antipyretikum, Antidolorosum, Antidiarrhoikum, Antitussivum, usw. Dieses »Anti« richtet sich in jedem Fall gegen das aus der Perspektive des ungehinderten Regelgeschehens notwendige Bewältigungsprogramm, das so unterdrückt wird. Das ist berechtigt und notwendig, wenn die Symptome in ihrer Intensität ein zu verkraftendes Maß überschreiten oder gar lebensbedrohlich werden. Kein Zweifel

76

aber, daß heute viel zu oft, viel zu früh, zu bedenkenlos nach den »Anti«Mitteln gegriffen wird, sei es aus Bequemlichkeit, sei es aus Unkenntnis, weil nichts anderes gelehrt wurde. Die Folge ist dann, daß beispielsweise ein banaler fieberhafter Infekt nicht mit den Zeichen einer akuten Erkrankung abläuft, nämlich der Linksverschiebung im Blutbild und der γ-Globulinvermehrung als Indikator für die beginnende Immunkörperbildung, sondern daß sofort die Zeichen der chronischen Erkrankung das Bild beherrschen, die Lymphozytose bei ausbleibender γ-Globulinvermehrung *(Perger).* Die wiederholte Unterdrückung dieser notwendigen Reaktionen wird den Weg in die Mesenchymverschlackung, in die chronische Krankheit pflastern *(Hauss/Junge-Hülsing/Gerlach).*

Das Regulationsthermogramm eignet sich hervorragend zur Therapiekontrolle, denn in ihm kommt sehr frühzeitig die individuelle Tendenz des Patienten und seiner Reaktionsneigung zum Ausdruck.

Eine allgemeine Übertherapie, ein (für *diesen* Patienten) übersteigertes Maß an therapeutischen Maßnahmen zeigt sich im Thermogramm als Wanderung in die Hyperregulation. Und das nicht nur bei allopathischer Therapie. Auch bei einem Zuviel an sog. biologischen Heilverfahren kann es zu überschießenden Regulationen kommen, so daß ein sofortiges Zurücknehmen der Intensität therapeutischer Bemühungen erforderlich wird. Dabei zeigt sich, daß es ganz erstaunlich sensible Patienten gibt, die man nicht vorsichtig genug therapieren kann. Das Thermogramm hilft dabei. Der Arzt sollte sich in jedem Fall Rechenschaft darüber ablegen, ob hier und jetzt ein Eingriff am Bewältigungsprogramm, und damit eine Vergewaltigung der körpereigenen Regulationen, unbedingt notwendig und sinnvoll ist, oder ob sich nicht auch andere, eher regulationsunterstützende Therapiemaßnahmen finden und nutzbringend einsetzen lassen.

Stärkung der Regeleinrichtung

Man ist heute geneigt, die Entstehung des ersten Lebens auf dieser Erde nicht mehr dem blinden Zufall im Spiel der Äonen Moleküle zuzuschreiben, sondern vermutet ein System mit der Neigung zu sinnvoller Selbstorganisation. Um wieviel mehr sollte diese so deutliche Fähigkeit in differenzierten Lebewesen erkannt und gepflegt werden.

Paracelsus sprach vom »inneren Arzt« und meinte damit die Fähigkeit des Organismus, sich selbst zu kurieren. *Bertalanffy* nannte dieses Phänomen das »Fließgleichgewicht Mensch«. Ein großer Chirurg äußerte einmal humorvoll, daß der lebende Organismus der einzige Werkstoff sei, der Fehler in seiner Bearbeitung selbsttätig wieder ausgleiche. *Pischinger* sah im Grundregulationssystem das Substrat, in dem und durch das der Balanceakt der Selbsterhaltung gesteuert und vollzogen wird. Und wir benutzten das moderne Denkmodell des Regelkreises, um in der Regeleinrichtung die Hauptschaltstelle für eine sinnvolle Selbstorganisation zu sehen. Vorausgesetzt, diese Schaltzentrale mit all ihren Aktionsstellen in der Peripherie ist funktionsfähig!

Der Balanceakt zwischen actio und reactio kann mißglücken, wenn

- die einwirkende actio übermäßg stark ist,
- die actio zwar mäßig, die Kraft der reactio aber zu schwach ist. Diese zweite Möglichkeit ist fast ein Zeichen unserer Zeit.

Es ist erstaunlich, wieviele akute Krankheiten und auch chronische Leiden sich heilen lassen, wenn man nur der Regeleinrichung die Möglichkeit gibt, wirksam zu werden.

Zu den effektivsten Maßnahmen zur Steigerung der Reaktionsfähigkeit gehört die Entschlackung in Form einer Fastenkur, oder, abgemildert, einer *Mayr*-Kur. Das typische Zeichen der Insuffizienz der Regeleinrichtung, die Hyporegulation, die »Starre« in weiten Teilen des Thermogramms, sie löst sich auf. Das Vegetativum atmet auf, beginnt wieder zu regulieren nach einer solchen Entschlackungskur. Sie ist das beste Therapeutikum bei unzureichendem Regulationsvermögen.

Weitere Anregungen der Regulationen lassen sich durch Milieuverbesserung und vor allem durch Training erreichen. Die gute alte *Kneipp*kur, die Sauna, die Balneotherapie sind hier zu nennen. Bewegungstherapie und Sauerstoffzufuhr in jeder Form lassen Verbesserungen erwarten. Der Nordseeurlaub und der Wanderurlaub in den Bergen werden den gleichen erfrischenden, belebenden Effekt auf das Regulationsvermögen haben. Die Badekur, richtig verstanden und durchgeführt, erfährt eine Rehabilitation aus dieser Sicht. Aber auch hier wieder die Warnung vor einem Zuviel der Anwendungen, deren Maß an Zweckdienlichkeit von Patient zu Patient ungeheuer verschieden sein kann. Das Thermogramm bewahrt rechtzeitig vor Überschreitung der individuellen Leistungsgrenze.

Eine eigene Form, die Regeleinrichtung anzuregen, bietet die Phytotherapie. Sie wurde lange angezweifelt, jahrhundertealte Erfahrungen wurden abgestritten, doch heute feiert sie ihre Wiederkehr *(Weiß)*. Seit die moderne Arzneimittelforschung alte Arzneipflanzen in ihren Wirkungen bestätigen und beweisen kann, sind sie mehr und mehr gefragt. Als ein Schlaglicht sei hier die Tatsache erwähnt, daß Echinacea angustifolia, Eupatorium perfoliatum, Vincetoxicum officinale u.a. als sog. »Interferoninducer« entdeckt wurden *(Wacker),* also Wirkstoffe enthalten, die die Fibroblasten zur Interferonproduktion anregen und so einen wirksamen Schutz gegen Virusinfektionen aufbauen helfen.

Viel zu wenig bekannt sind immer noch die Möglichkeiten, mit einer Stärkung unserer Schutzfloren die Effizienz der Infektabwehr und der Selbstheilung zu fördern. Gemeint sind die Symbionten, mit denen der Organismus in einer notwendigen Symbiose lebt. Ob Nasen-Rachen-Raum, Magen-Darm-Trakt oder Vagina, überall sorgen eigenständige Floren für die Aufrechterhaltung des bakteriellen Gleichgewichtes und damit für die Funktionsfähigkeit. Wenn sie durch Antiseptika, Bakterizide, Antibiotika geschädigt sind, wenn der Nachschub in der sterilisierten, pasteurisierten Nahrung fehlt, dann kommt es zur Fehlbesiedelung. Der Selbstheilungseffekt kann nicht mehr wirksam werden. Die Therapie mit der jeweils infrage kommenden Lokalflora ist meist rasch in der Lage, ein Ungleichgewicht zwischen physiologischen und pathogenen Keimen zugunsten der ersteren zu entscheiden *(Rusch).* Statt eines »Anti«biotikums also ein »Pro«biotikum. Im Thermogramm haben wir oft allein auf diese aufforstende Therapie hin krankhafte Darmwerte sich normalisieren oder zumindest bessern sehen *(J. Rost).* Dabei spielt die Stärke der Bauchdecke kaum eine Rolle: die fettreichere Bauchdecke ergibt zwar von vorn herein kühlere Wärmewerte, aber die krankhaften oder gesunden Regulationen lassen sich hier genauso ablesen.

Auch die psychische Situation des Patienten sollte nicht außer acht gelassen werden. Seine seelische und geistige Haltung wird ganz sicher auf die Qualität seiner vegetativen Funktionen Einfluß nehmen können. Zwar können wir im Thermogramm sehr wohl eine psychosomatische Erkrankung (gutes Thermogramm mit vielen geklagten Beschwerden) von einer somato-psychischen (schlechtes Thermogramm mit sekundären psychischen Rückwirkungen) unterscheiden, doch ist anzunehmen, daß eine Psychotherapie den Patienten instand setzt, auch mit ungünstigen körperlichen Voraussetzungen fertig zu werden. Dafür sprechen viele beobachtete Patienten, die mit einem chaotischen, Sorgen bereitenden Thermogramm, aber stabiler seelischer Haltung bei vernünftiger Lebensführung über viele Jahre, wenn nicht völlig beschwerdefrei, so doch leistungsfähig geblieben sind. Ein hinzukommendes seelisches Trauma allerdings kann dann rasch zum Zusammenbruch der vegetativen Funktionen führen.

Wir können unseren heutigen Umweltbelastungen und unseren psychischen Anforderungen nicht ausweichen. Aber wir können versuchen, unseren Organismus instand zu setzen, sie zu verkraften. Dazu gehört – außer dem Vermeiden weiterer alimentärer und iatrogener Störfaktoren – die Förderung der Entgiftungsfunktionen, der Eliminierungsmöglichkeiten, mithin eine Verbesserung der Regeleinrichtung allgemein.

Therapie über die Störgröße

Die Ausschaltung

Hier bietet sich als der königliche Weg die Kausaltherapie an, soweit sie bekannt und möglich ist. Doch reicht dieser Begriff weit über das Entfernen eines Splitters oder das Abtreiben eines Bandwurms hinaus. Bei jeder chronischen, therapeutisch nicht beeinflußbaren Erkrankung sollte sich die Frage stellen, welche Dauerstörung der Selbstheilungstendenz des Organismus entgegensteht und es ihm unmöglich macht, sein gesundes Gleichgewicht wiederzuerlangen. Hier wird oft der Arzt zum Detektiv, der Patient zum Mitarbeiter werden müssen.

Über das Herd- oder Störfeldgeschehen, das mit kleinsten, nicht spürbaren Irritationen des Grundregulationssystems über Monate und Jahre zu einer chronischen, herdfernen Erkrankung führen kann, wurde bereits ausführlich gesprochen *(s.S. 63f)*.

In diesen Fällen bewährt sich die Neuraltherapie als Diagnostikum und Therapeutikum. Dabei kann als Leitlinie gelten, daß als Störfeld wirkende Schleimhaut-, Haut- oder Drüsenprozesse meist einer konservativen Behandlung zugängig sind (Neuraltherapie, Homöopathie, usw.). Dagegen wird man bei knöchernen Prozessen, wie z.B. Kieferostitiden, um die operative Bereinigung nicht herumkommen.

Läßt sich im Thermogramm ein Herdgeschehen ausschließen, sprechen die thermischen Werte eher für den Darm als Ursache, dann sollten vor allem die Kostgewohnheiten des Kranken überprüft werden *(v. Körber, Männle, Leitzmann)*.

Eingriffe in die Ernährung und ihre Umstellung erfordern zunächst einen einsichtigen Patienten. Dann kann allerdings mit entsprechenden Maßnahmen erstaunlich schnell Besserung erreicht werden.

Das kalte und überschießend regulierende Thermogramm macht die Frage nach dem zu reichlichen Genuß tierischen Eiweißes notwendig (wobei »reichlich« wiederum ein sehr individuell verschiedenes Maß sein wird). Die überforderte Eiweißabbau- und Eiweißspeicherfähigkeit äußert sich in dieser Hyperregulation. Wir haben es hier mit einem »Lithämiker« zu tun *(s.S. 69)*.

Wendt verdanken wir die Erforschung der Eiweißspeicherkrankheiten. Er weist auch auf die von Mensch zu Mensch sehr unterschiedliche Eiweißabbaufähigkeit hin. 25% der Menschen vertragen nach seinen Untersuchungen tierisches Eiweiß auch nicht in kleinsten Mengen, weitere 25% vertragen es sehr gut, und die restlichen 50% vertragen es mäßig, konsumieren es aber zu reichlich, so daß auch sie nach jahrelanger Kumulation an Eiweißspeicherkrankheiten leiden können.

Wendt sieht diese Unfähigkeit in einer lysosomalen Eiweißabbauschwäche. Nach seinen Untersuchungen werden nicht gleich ausscheidbare Fremdeiweiße an körpereigenes Eiweiß gebunden.

Die Anhäufung solcher Eiweiß-Komplex-Bindungen, die vom Körper nicht mehr als eigenes Eiweiß erkannt werden, führt letztendlich in chronische Krankheiten verschiedener Ausprägung.

Interessanterweise gibt *Wendt* drei Ursachen für diese kumulierenden Eiweiß-Komplex-Bindungen an:
- die Zufuhr zu reichlichen tierischen Nahrungseiweißes,
- chemisch-toxische Körpereiweiß-Schädigungen (Umweltschadstoffe oder auch Therapeutika),
- infektbedingte Antigen-Antikörper-Komplexe.

Und genau in diesen Fällen sehen wir im Thermogramm die Tendenz zur Hyperregulation:
- bei starken Fleischessern (wobei »stark« wieder individuell zu sehen ist),
- bei jeder Form der »Übertherapie«,
- bei und kurz nach Infekten, denn hier hat die Hyperregulation flüchtigen Charakter.

Diese Übereinstimmung von *Wendts* Forschungen und unseren thermischen Befunden und Erfahrungen ist beachtlich und sollte noch weiter verfolgt werden.

In der therapeutischen Konsequenz darf man getrost wieder *Wendt* folgen, der eine mehrwöchige Eiweiß-Karenz verordnet. Während dieser Eiweiß-Fastenkur wird sich nicht nur der erhöhte Hämatokritwert normalisieren, auch die überschießenden Regulationen im Thermogramm werden sich bessern.

Aber auch die gegenteilige Extrem-Ernährung kann zum gesundheitlichen Problem werden: die Nur-Rohkost. Wir haben kaum schlechtere thermische Abdominalwerte und heißere, regulationsgestörte Darmwerte gesehen als bei ausschließlichen Rohköstlern, die seit Jahren der Meinung waren, mit dieser Kostform ihrem Organismus das Beste zu bieten. Sie wären nicht zur Thermographie gekommen, wenn sie nicht zunehmende Probleme mit ihrer Darmfunktion bekommen hätten, für die sie keinen Grund sahen. Das Thermogramm deckte dann ganz klar diesen Irrtum auf, und eine Umstellung auf eine ausgewogene Mischkost behob Symptome und Regulationsstörungen. Als zeitlich befristete Heilkost, so erwies sich hier, ist die Rohkost sehr zu schätzen, als ausschließliche Dauerkost kaum.

Zur Ausschaltung einer Störgröße gehört aber auch das Fahnden nach individuellen Unverträglichkeiten, nach den sog. »Allergien vom verzögerten Typ«. Schon eine nicht geahnte Milcheiweiß-Unverträglichkeit kann an heißen und starren Darmwerten schuld sein. Meist kommt in diesen Fällen auch eine Regulationsstörung im Bereich von Pankreas und/oder Leber hinzu. *Mackarness, Werthmann* u.a. weisen nach, daß es oft gerade das Lieblingsnahrungsmittel ist, das als Allergen verdächtigt werden muß. In den USA beschäftigt sich bereits ein Zweig der Medizin mit diesen Problemen, die »klinische Ökologie«. Auch auf diese Möglichkeit ergeben sich Hinweise aus dem Thermogramm, wie oben erwähnt. In diesen Fällen wird der praktische Arzt ganz besonders auf die Mitarbeit und Beobachtungsgabe des Patienten angewiesen sein. Nur über eine wochenweise Eliminierung des verdächtigten Nahrungsmittels ist hier die Diagnose zu sichern. Die Erfolgskontrolle im Thermogramm bringt die Bestätigung.

Die Ausschaltung eventueller Störgrößen wird alle Möglichkeiten der Unverträglichkeit eruieren müssen, vom Rauchen bis zu beruflichen Belastungen. Dabei wird immer die Individualität das zentrale Problem sein. Der oft zitierte Großvater, der mit 90 Jahren noch sein Pfeifchen schmauchte, vertrug das Rauchen, der Enkel, der mit 30 Jahren schon hustet, verträgt es offensichtlich nicht.

Die Heilung über die Ausschaltung einer gefundenen Störgröße ist ein probater und billiger Weg. Aber er fordert vom Arzt ein wenig Mühe und vom Patienten Einsicht und die Bereitschaft, auf die eine oder andere liebgewordene Gewohnheit zu verzichten. Dazu wird nicht jeder geneigt sein. Fast immer sind es nur die langjährig chronisch Kranken, die sich dazu bereit finden, fast immer nur Patienten, die schon lange Leidensjahre und therapeutische Umwege hinter sich haben – leider.

Die Aufschaltung

Strebt die Störgrößenausschaltung in jedem Fall die Entfernung oder wenigstens Minderung des pathogenen Faktors an, so beschreitet die Störgrößenaufschaltung bewußt den entgegengesetzten Weg. Sie sucht nicht die »actio« zu mindern, sondern die »reactio« zu stärken. Zur Störgrößenaufschaltung gehören alle Therapiearten, die durch einen dem Störfaktor gleichsinnigen Minimalreiz die Reaktionsmechanismen zusätzlich anregen und trainieren. Nach der *Arndt-Schulz*schen Reizregel fachen kleine Reize die Lebenstätigkeit an, mittelstarke fördern sie, starke hemmen sie und stärkste heben sie auf – wobei individuell verschieden ist, was als schwacher oder starker Reiz zu gelten hat. So wird ein dem krankmachenden Agens gleichsinniger Reiz, in kleinster Dosierung verabreicht, dem Leiden entgegenwirken. Dieses Heilprinzip war im Altertum schon bekannt. In der modernen Medizin wird es als aktive Immunisierung angewandt. Während die passive Immunisierung das Fehlende, das »Anti«toxin, in großer Dosis substituiert, gibt die aktive Immunisierung das Toxin, also das, was die Krankheit verursacht, in minimaler, evtl. abgeschwächter Dosierung. Dies ist die typische Therapie mit der Störgrößenaufschaltung.

Nach dem gleichen Prinzip können auch die patienteneigenen pathogenen Erreger einer jeden chronischen Entzündung in abgetöteter Form als Autovakzine gegeben werden. Das wäre die beste Möglichkeit, mit rezidivierenden Infektionen schadlos und dauerhaft fertig zu werden, denn so wird eine spezifische Anregung der darniederliegenden Immunabwehr erreicht.

Auch die Symbioselenkung macht sich dieses Prinzip zunutze. Sie gibt nicht nur die fehlenden Darmsymbionten peroral, sie desensibilisiert vor allem den Patienten gegen seine eigenen, toxisch entarteten Kolibakterien, möglichst individuell, möglichst mit der in jedem Fall eigens hergestellten Autovakzine.

Schließlich gehört in diese Rubrik der Störgrößenaufschaltung auch die altbekannte und zu Unrecht in Vergessenheit geratene Eigenblutbehandlung. Leider wurde und wird dabei die Dosis des injizierten Eigenblutes zu groß gewählt, so daß es zu allzu starken Reaktionen kommen kann.

Tab. 4: Therapeutische Angriffsmöglichkeiten am Regelkreis

Beeinflussung des Bewältigungsprogramms

Substitution,	z.B. Passive Immunisierung, Insulin, Hormone, Vitamine,
Inhibition,	z.B. Antipyretika, Antidolorosa, Psychopharmaka, Beta-Blocker,
Suppression,	z.B. Kortikoide, Zytostatika, Strahlentherapie.

Verbesserung der Regeleinrichtung

unspezifische Stimulation,	z.B. Phytotherapie, Kneippanwendungen, Balneotherapie, Sauna, Klimatherapie, Bewegungstherapie, Atemtherapie, O_2-Therapie, Fasten- u. Entschlackungskuren, Symbiontentherapie.

Therapie über die Störgröße

1. Ausschaltung,	z.B. Kausaltherapie, Chirurgie, Antibiotika (cave!), Herdsanierung, Neuraltherapie, Kostumstellung, Meiden von Genußgiften, »Diaita« = Ordnung der Lebensweise
2. Aufschaltung spezifische Stimulation,	z.B. Aktive Immunisierung, Vakzine- u. Autovakzinetherapie, Desensibilisierung, Eigenblutbehandlung, Symbioselenkung, Homöotherapie.

Das wichtigste Gesetz einer geglückten Reiztherapie ist nie die möglichst große Quantität, sondern die möglichst gut getroffene Qualität. Und auch davon sollte nicht so viel wie möglich, sondern so wenig wie nötig verabreicht werden. Die individuelle Reizschwelle kann eher unter- als allzu deutlich überschritten werden.

Aber nicht nur das »Was« ist wichtig bei jeder Art von Reiztherapie, sondern auch das »Wie«: Niemals mehrere Reize verschiedener Art gleichzeitig geben, und niemals den nächsten Reiz gleicher Art setzen, ehe nicht die Reaktion auf den ersten Reiz völlig abgeklungen ist.

Die Homöopathie ist eine genau nach diesem Prinzip arbeitende Therapieform. Auch in der Homöopathie wählt man ein möglichst genau zur Krankheit passendes Mittel, das, in starker Dosierung gegeben, die der Krankheit entsprechenden Symptome hervorrufen würde, und gibt es in Minimaldosierung (z.B. die Zwiebel für einen Schnupfenpatienten). Auch hierbei muß die Dosis so weit verringert werden, daß sie nicht mehr eine Verschlimmerung des Leidens hervorruft, sondern, nach dem Umkehrgesetz kleinster Dosen, einen Anreiz zur selbsttätigen Bewältigung der Krankheit darstellt. Dabei wird auch hier die Dosis so gering wie möglich gewählt, so daß gerade noch eine Antwort des Organismus erfolgt. Die Erfahrung zeigt, daß der kranke Körper gerade im Bereich seiner Krankheit eine überaus gesteigerte Sensibilität entwickelt. So ist es möglich, auch mit kleinsten arzneilichen Reizen Wirkungen, Reaktionen, Regulationen zu erzielen, die sich wiederum erstaunlich gut im Thermogramm ablesen lassen.

Die am Regelkreis angreifenden Heilverfahren können hier nur in großen Zügen skizziert werden. Doch zeichnet sich bereits bei einer groben Auflistung ab, daß es sich bei diesen Therapiearten vorwiegend – aber nicht nur – um solche handelt, die unter den Oberbegriff der Naturheilverfahren fallen. Das ist sicher kein Zufall, verstehen sich doch die Naturheilverfahren als Anregungen zur Selbstheilung, als Anregungen der körpereigenen Regelmechanismen. Folglich werden sie am Regelkreis unter den Rubriken der Regeleinrichtungsverbesserung sowie der Störgrößenaus- bzw. -aufschaltung zu finden sein. In jedem Fall wird eine Intensivierung der Eigenregulationen angestrebt, während das Bewältigungsprogramm dem Organismus selbst überlassen und unbeeinflußt bleibt. Das ist genau der Effekt, der zu einer tiefgreifenden und dauerhaften Heilung gebraucht wird und der sich bei einer Diagnostik der Regulationen positiv bemerkbar machen wird.

So zeigen sich die Naturheilverfahren in einem neuen Licht: Sie werden dringend gebraucht, um mit den gesundheitlichen Problemen unserer Zeit fertig zu werden. Aus dem Blickwinkel der chronischen Krankheiten als individuell geprägte sekundäre Folgen von primären Regulationsstörungen wird deutlich, daß die Naturheilverfahren als Therapie der Regulation als ein unerläßlicher Teil der Gesamtmedizin gesehen werden müssen.

Die Sackgasse, in die die moderne Medizin mehr und mehr gerät, die Grenze, an die sie stößt, ist eine Folge der allzu einseitigen statischen, quantitativen Betrachtungsweise. Erst wenn die Notwendigkeit einer Regulationsdiagnostik und Regulationstherapie, ja, einer Prophylaxe der Regulationsstörungen begriffen und berücksichtigt wird, erst dann kann die Medizin chronischen Krankheiten vorbeugen bzw. sie effektiver behandeln. Und erst dann wird die Menschheit gesünder und die Therapie bezahlbarer werden.

Literatur

Bergsmann, O., Bergsmann, R., Kellner, M.: Grundsystem und Regulationsstörungen. Haug, Heidelberg 1984

Boenig, H.: Leitfaden der Entwicklungsgeschichte. Thieme, Leipzig 1944

Dorcsi, M.: Handbuch der Homöopathie. Orac, Wien 1986

Dosch, P.: Lehrbuch der Neuraltherapie nach Huneke. Haug, Heidelberg 1978

Gauthérie, M.: Fortgeschrittene Flüssigkristallthermographie als wertvolle komplimentäre Untersuchung zur Frühdiagnose des Mammakarzinoms. Thermodiagnostik, 2, 11–26 (1986)

Hahnemann, S.: Die chronischen Krankheiten. Nachdruck Haug 1956

Hansen, K., Schliack, H.: Segmentale Innervation. Thieme, Stuttgart 1962

Haus, W.H., Junge-Hülsing, G., Gerlach, U.: Die unspezifische Mesenchymreaktion. Thieme, Stuttgart 1968

Keidel, W.D.: Kurzgefaßtes Lehrbuch der Physiologie. Thieme, Stuttgart 1973

Kneipp, S.: Meine Wasserkur. Ehrenwirth, München 1954

v. Koerber, Männle, Leitzmann: Vollwert-Ernährung. Haug, Heidelberg 1981

Lützner, H.: Wie neugeboren durch Fasten. Gräfe und Unzer, München 1986

Mackarness, R.: Allergie gegen Nahrungsmittel und Chemikalien. Hippokrates, Stuttgart 1982

Ortega, S.: Anmerkungen zu den Miasmen oder chronischen Krankheiten im Sinne Hahnemanns. Haug, Heidelberg 1984

Perger, F.: Rehabilitation durch Einregulierung des Grundsystems. Physik.-Med.u.Rehab. 20, 585–597 (1979)

Pischinger, A.: Das System der Grundregulation. Haug, Heidelberg 1975

Rauch, E.: Die Darmreinigung. Haug, Heidelberg 1957

Rein, H.: Einführung in die Physiologie des Menschen. Springer, Berlin/Heidelberg/New York 1976

Rost, A.: Thermographie u. Thermoregulationsdiagnostik. ML-Verlag, Uelzen 1980

Rost, A.: Regulationsthermographie, 2. Aufl. Leitfaden und Atlas für die tägliche Praxis. Hippokrates, Stuttgart 1987

Rost, A., Rost, J.: Krankheit und Heilung – sichtbar gemacht. AHZ 231, 177–188 (1986)

Rost, J.: Die Meßareale der Thermographie. Erfahr.hk., 31, 578–580 (1982)

Rost, J.: Thermographie des Abdomens. Erfahr.hk. 32, 523–526 (1983)

Rost, J.: Prinzipien biologischer Regelung. Thermodiagnostik 2, 5–6 (1986)

Rost, J.: Die chronischen Krankheiten – Stiefkinder der modernen Medizin. Ärztezeitschr.f.Naturheilverf. 27, (1986)

Rusch, V.: Dysbiosetherpaie, Symbioselenkung. Arbeitskreis für Mikrobiologie und Symbioselenkung, Herborn 1978

Schimmel, K.: Lehrbuch der Naturheilverfahren. Hippokrates, Stuttgart 1986

Schwamm, E.: in Rost, A.: Thermographie und Thermoregulationsdiagnostik. ML-Verlag, Uelzen 1980

Schumacher, P.: Beitrag zur Thermographie des kindlichen Abdomens. Thermodiagnostik 1, 14–16 (1985)

Spaich, W.: Moderne Phytotherapie. Haug, Heidelberg 1977

Teirich-Leube, H.: Grundriß der Bindegewebsmassage. G. Fischer, Stuttgart 1978

Wacker, A.: Immuntherapeutische Möglichkeiten in der Naturheilkunde. Vortrag am 16.3.1982 auf dem Ärztlichen Fortbildungskongreß des Zentralverbandes der Ärzte für Naturheilverfahren in Freudenstadt.

Wendt, L.: Krankheiten verminderter Kapillarmembranpermeabilität. Haug, Heidelberg 1972

Wendt, L. Wendt, T.: Angiopathien – Eiweißspeicherkrankheiten – Autoimmunkrankheiten. Haug, Heidelberg 1980

Werthmann, K.: Enterale Allergien. Haug, Heidelberg 1986

Weiß, R.F.: Lehrbuch der Phytotherapie. Hippokrates, Stuttgart 1985

Wiener, N.: Kybernetik. Rowohlt, Reinbek 1968

Sachverzeichnis

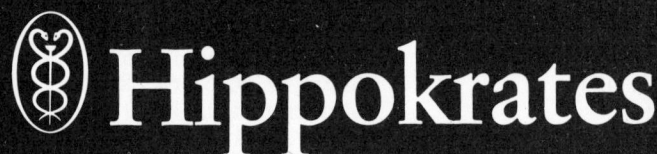

Regulations-
thermographie

Leitfaden und Atlas für die tägliche Praxis

Von A. ROST, Rottach-Egern

1987, 2., durchgesehene und erweiterte Auflage der »Thermo-regulations-Diagnostik«, 144 Seiten, 121 zweifarbige Thermo-gramme, 24 x 27 cm (Querformat), gebunden DM 132,–
ISBN 3-7773-0803-X

Nach kurzen einführenden Kapiteln über die Grundlagen der Thermographie und der Thermoregulation, den wichtigsten Meßbedingungen und Meßprogrammen, den Prinzipien der Reizsetzung und dem Beweis der Meßwertkonstanz werden in diesem Buch Auswertungsrichtlinien geboten. In didaktisch hervorragender Weise und mit Hilfe von weit über 100 zweifarbigen Original-Thermogrammen erhält der Leser tiefe Einblicke in die Kontaktthermographie, die der Autor durch intensive Beschäftigung und aus langjähriger Erfahrung entwickelte. Für alle, die sich mit der Regulationsthermographie beschäftigen, ist das Buch unverzichtbares Werkzeug bei der Auswertung der Regulationsthermogramme.

Preisänderungen vorbehalten